과학자의 글쓰기 6

암 유전체학 노트
암과 유전자, 그리고 싱글셀 분석

박웅양

2020년에 한국에서 사망한 사람 가운데 27%가 암으로 죽었다. 한국에서 암으로 치료를 받고 있거나 받은 적이 있는 사람은 200만 명 이상이고, 매년 새로 암 진단을 받는 사람은 25만 명보다 많다.

차례

프롤로그 007

EXPLANATION I. 암과 유전자 019

PRESENTATION II. 암 유전체학 연구 109

VISION III. 싱글셀 133

에필로그 169

프롤로그

어쨌건 고민은 암이며

나는 의사지만 과학자다. 나는 유전체 정보를 분석해서 암을 이해하는 연구를 한다. 요즘에는 '싱글셀(single cell)'이라는 조금 낯선 말을 쓰는 분야로 연구 범위를 넓히고 있다. 모두 암을 치료하는 데 도움이 되는 방법을 찾는 연구다.

기대수명이 길어지면서 우리 가운데 1/3 이상은 일생동안 적어도 한 번은 암을 만날 것이다. 가족과 친척 가운데, 또는 주위에서 암에 걸린 사람을 찾는 것은 그리 어렵지 않다. 이렇게 암이 빠르게 다가오고 있지만 마땅한 대책이 보이지 않는다. 그래서 나는 암 환자를 빠르게 진단하고 정확하게 치료할 수 있는 방법을 찾고 싶다.

사람들에게 내 연구를 소개하면 '유전자 검사로 암에 걸릴지 알 수 있나요?'라는 질문을 받는다. 유전자에 과거와 현재, 미래까지 기록되어 있을 것이라는 선입견이다. '암 DNA를 분석하면 암을 정복할 수 있나요?'도

빠지지 않는 질문이다. 틀렸다고 할 수 없지만, 맞다고도 할 수 없는 선입견이다. 이런 선입견은 질문하는 사람들의 잘못이 아니다. 오해를 풀고, 선입견을 바로잡아, 이해할 수 있게 설명해서, 연구에 대한 공감과 지지를 얻어내는 것이야말로 과학자가 할 일이다.

환자도 알아야 한다

나는 과학자지만 의사다. 의사로서 나는, 암 환자와 그 가족이 이 책으로 도움을 받았으면 좋겠다. 의사는 보수적이다. 환자는 자신의 생명을 의사에게 맡겨야 한다. 따라서 의사는 환자의 생명으로 무모한 실험을 해서는 안 된다. 뉴스에서 자주 만날 수 있는 '임상시험'이나 '임상연구' 등도 매우 엄격한 관리 아래 진행된다. 의사가 신중하게 환자를 치료하기 때문에 환자는 의사의 판단을 믿고 생명을 맡긴다.

그런데 가끔 의사의 보수성이 답답할 때도 있다. 과

학의 발전이 너무 빠르기 때문이다. 과학과 의학 분야 교과서 개정판은 2~3년 주기로 나오는 것이 보통이었다. 새 연구 결과를 넣고, 잘못된 것을 고치거나 뺄 만큼 분량이 모이려면 2~3년은 연구가 진행되어야 했기 때문이다. 그런데 이제는 6개월이 지나면 개정판을 내야 할 정도로 새로운 연구가 쏟아져 나온다.

과학과 의학 분야에서 일하는, 전문가라고 불리는 사람들도 발전을 따라가는 것이 쉽지 않다. 환자의 생명을 지키려면 보수적 태도를 갖는 것이 기본이지만, 간혹 새로운 분야에 대한 지식과 정보가 부족해서 혹은 임상적으로 검증이 부족해서 새로운 진단이나 치료법에 보수적인 태도를 갖기도 한다.

이제 환자는 '의료진이 어떤 선택을 할 수 있는지', '각 선택의 장점과 단점이 무엇인지', '내가 선택할 수 있는 보기가 있는지' 궁금하다. 이는 단순한 호기심이나 막무가내식 억지가 아니다. 최신 연구, 첨단 의료는 점차 환자 개인에게 최적화된 무엇을 찾는 쪽을 향한다. 환자 개인에게 있는 고유한 질병의 원인을 찾아 치료하려는 흐름이다. 따라서 환자 개인은 정밀의료에 참여하는 한 주체라고도 할 수 있다. 내가 연구하는 암 유전체학, 싱글셀 연구에서 특히 그렇다.

프레임을 바꾸는 것이 꼭 과학자와 의사만의 몫은 아니다. 빅데이터와 인공지능, 유전체 정보를 활용하는 정밀의료 시대에는 환자의 적극적인 참여가 중요하다. 환자가 프레임을 바꿀 수 있고, 환자가 프레임을 바꿔야 할 때도 있다. 이제 환자는 치료를 받기만 하는 대상이자 객체가 아니다. 자신의 질병에 대한 정보를 적극적으로 연구에 제공해, 더 나은 치료법과 치료제 개발에 참여할 수 있다. 환자 또한 신약개발에 함께 할 수 있는 것이다.

내가 해왔던 연구는

내가 하는 연구에 대해 이야기하면 '피를 한 방울 뽑아서 검사하면 암을 찾아낼 수 있다던데 비슷한 연구인가

요?'라고 묻기도 한다. 암을 진단하는 가장 확실한 방법은 암이 생겼을 것으로 의심되는 곳의 조직을 떼어내 검사하는 '병리학적 진단'이다. 병리학적 진단은 환자의 조직을 현미경으로 들여다본 병리학과 의사가 암인지 아닌지를 진단하는 것을 뜻한다. 병리학적 진단은 기본적으로 병리학과 의사의 눈에 크게 의존하는데, 이를 돕는 여러 다른 진단법도 있다. 그러나 몸속에 있는 조직을 떼어낸다는 것이 쉬운 일은 아니다. 검사 자체가 쉽지 않다.

만약 몸속에 암이 있다면 암에서 떨어져 나온 물질들이 혈액 속에 있을 것이고, 혈액에서 그 물질을 확인할 수 있다면 좀더 쉽게 좀더 많은 사람에게서 암을 진단할 수 있을 것이다. 수술이나 시술로 암 조직을 떼어내지 않고, 피만으로 암을 정확하게 진단할 수 있다면 부담이나 불편이 줄어들어 더 자주 검사할 수 있을 것이고, 더 빨리 암을 찾아낼 수 있을 것이다. 과학자, 의사, 기업들은 이런 아이디어를 '액체생검'이라는 기술로 실용화하는 연구를 한다.

내가 해온 연구는 DNA로 하는 암 선별검사, 암 진단검사 두 가지다. 한국에는 암 환자가 약 200만 명 정도 있으며, 매년 약 25민 명이 새로 암 진단을 받는다. 주기적으로 받는 건강검진에 암 검진이 포함되는 경우가 있는데, 새로운 25만 명을 암이 진행되기 전에 조기에 찾아내려는 것이 목표다. 이를 선별검사(screening)라고 한다. 이에 비해 진단검사(diagnosis)는 암에 걸렸을 것으로 강하게 의심되는 사람이 정확하게 어디에 어떤 암에 걸렸고, 암이 어느 정도 진행되었는지 등을 확정하는 검사다.

예를 들어 만 40세가 넘으면 국가 암검진사업에 따라 2년에 한 번 위암 및 유방암에 대한 암 검진을 받을 수 있다. 위내시경검사, 위장조영검사, 유방촬영검사 등의 검사는 암을 찾아내는 선별검사인데 위암이나 유방암 의심 환자를 찾아낼 수 있다. 여기까지가 선별검사다. 위암으로 의심되는 환자는 조직생검 검사를 받는다. 조직생검으로 실제 위암인지 아니면 위암처럼 보이는 양성 종양인지 등을 확인한다. 이것이 진단검사다.

나는 선별검사와 진단검사를 모두 연구한다. 암에 걸렸는지 걸리지 않았는지, 의뢰인 혈액 속 DNA 검사로 확인하는 선별검사를 연구한다. 또한 암에 걸린 환자의 암 조직 DNA를 검사해 어떤 암이며 어떤 특징을 가진 암인지 확인하는 진단검사도 연구한다.

누군가가 이렇게 질병 진단법, 특히 암 진단법 연구를 한다고 하면 진단법의 정확성을 나타내는 기준인 민감도(sensitivity)와 특이도(specificity)가 어떻게 되는지 물어봐야 한다. 건강검진을 할 때 흉부 방사선 검사를 한다. 흉부 방사선 검사의 목적은 증상이 없는 건강한 사람에게서 결핵을 비롯해 여러 폐질환이나 폐암을 찾는 것이다. 흉부 방사선 검사를 하면 폐암이나 폐질환이 있지만 증상이 나타나지 않은 아주 초기 환자를 찾을 수 있다. 폐암 환자의 치료가 잘 되고 있는지 확인할 때도 흉부 방사선 검사를 한다. 환자는 치료 후에도 정기적으로 병원을 방문해서 재발 여부를 확인하기 위해 흉부 방사선 검사를 받는다.

건강검진 프로그램에서 폐암을 찾아내는 선별검사

로서 흉부 방사선 검사는 민감도가 높아야 한다. 민감도는 폐암에 걸린 사람을 얼마나 잘 찾는지에 대한 문제다. 예를 들어 폐암 환자 100명을 검사했을 때 100명 모두 폐암이라는 결과를 얻으면 민감도가 100%다. 폐암을 조기에 진단하려면 폐암 환자를 가능한 많이 찾을 수 있는 민감도가 높은 방법을 써야 한다. 현재 국가 암검진에서 사용하는 저선량 흉부 컴퓨터 단층 촬영(Computed Tomography, 이하 CT) 검사의 민감도는 약 90% 정도다. 폐암이 있는 사람 대부분을 잘 찾아내지만 10% 정도는 놓칠 수 있다.

한편 저선량 흉부 CT 검사에서 폐암이 의심되었으나 다른 검사에서는 폐암이 아니라고 진단되는 경우가 있다. 이러한 경우를 위양성(false positive)이라고 한다. 추가 검사에 들어가는 비용과 시간, 암에 걸렸을지 모른다는 생각 때문에 환자가 받아야 하는 스트레스를 생각하면 위양성 사례를 줄이는 것이 필요하다. 검사에서 위양성이 얼마나 포함되는지 수치로 나타낸 것이 특이도다. 저선량 흉부 CT 검사의 특이도는 86% 정도이다. 저

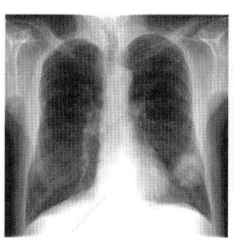 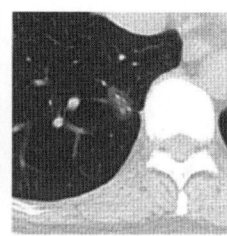 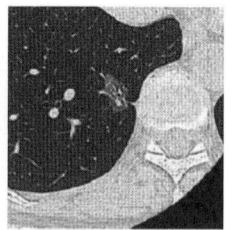

흉부 방사선검사	저선량 흉부 CT	고선량 흉부 CT
(Chest X-ray)	(Low-dose chest CT)	(High-dose chest CT)

비소세포폐암 환자의 흉부 방사선 검사(왼쪽), 저선량 흉부 CT(가운데), 고선량 흉부 CT(오른쪽). 선별검사와 진단검사의 성격에 맞는 민감도와 특이도를 갖는 검사 방법을 고르는 것이 중요하다.
출처: https://springerplus.springeropen.com/articles/10.1186/2193-1801-2-393

선량 흉부 CT 검사 결과에서 폐암이라고 진단된 100명 가운데 14명은 추가 검사에서 폐암이 아니라고 진단되는 위양성이라는 뜻이다. 따라서 보통 선별검시에서 암 진단 양성 판정이 나오면 특이도가 높은, 즉 위양성이 낮은 진단검사로 암인지 아닌지 확인한다. 민감도가 높지만 특이도는 낮은 저선량 흉부 CT로 폐암 의심 환자를 선별하고, 다시 특이도가 높은 고선량 흉부 CT로 폐암을 진단하는 것이다.

만약 민감도와 특이도가 모두 높은 검사를 할 수 있다면 가장 좋을 것이다. 예를 들어 혈액을 이용해 높은 민감도와 특이도로 암을 조기에 진단하겠다는 아이디어가 액체생검이다. 혈액은 온몸을 돌아다니기 때문에, 여러 장기에 존재할 수 있는 암 조직의 부산물이 혈액에 섞여 있다. 따라서 혈액 안에 있는 아주 작은 양의 암세포 DNA를 분석해, 민감도와 특이도 모두 95%가 넘어가는 조기진단 기술을 개발하려는 것이다.

EXPLANATION

I

암과 유전자

암을 이해하기 위해 필요한
몇 가지 유전학적 개념들

눈에 보이지 않는 자연과학적 개념을 설명할 때, 눈에 보이는 무엇인가에 비유할 때가 있다. 예를 들어 우주가 팽창하고 있다는 과학적 사실을 풍선에 바람을 넣는 것에 비유해서 설명하기도 한다. 우리는 우주가 커지는 모습을 한눈에 볼 수 없다. 그러나 우주 팽창을 눈에 보이는 풍선에 비유하면 직관적으로 이해하는 데 도움이 된다. 다만 이런 설명 방식은 위험할 수 있다. 우주 팽창이라는 공간적 속성을 오해할 수 있기 때문이다.

    암 유전체학을 이해하려면 몇 가지 생명과학적 개념을 알아야 하는데, 이 개념들도 눈에 보이지 않는 자연과학의 영역이다. 그래도 위험을 무릅쓰고 비유를 해보려고 한다.

    사람의 유전자는 약 2만 개쯤 된다. 우연하게도 자동차 부품 또한 약 2만 개 정도다. 자동차에 들어가는 약 2만 개의 부품은 맡은 역할과 모양이 다르다. 따라서 약

2만 개의 부품 설계도, 자동차를 조립하는 공정을 설명한 작업지시서 등 2만여 개의 작업 정보가 있어야 한다.

쌍둥이가 아닌 이상 사람은 모두 다르다. 즉 사람은 거대한 조립 라인에서 대량생산되는 자동차가 아니라 특별한 주문을 받아 일일이 부품을 만들어 조립하는 고급 수제 자동차와 비슷하다. 이 고급 수제 자동차는 주문하는 과정도 특별한데, 자동차를 만들려면 2명이 있어야 한다. 2명은 각자 만들고 싶은 자동차 부품 설계도와 조립 작업 지시서를 가지고 자동차 공장을 찾는다. 자동차 공장에서는 이 2명이 각각 가지고 온 작업 정보를 바탕으로 1대의 새 자동차를 만든다.

자동차 공장에서는 이제 새 자동차를 만들 수 있는 작업 정보를 1권의 책으로 묶는다. 1권의 책을 2만여 개의 부품을 만들고 조립하는 곳으로 보내는데, 모든 조립 라인에 통째로 복사한 책을 나누어준다. 그런데 이때 문제가 생길 수 있다.

첫째, 2명의 주문자에게 받은 작업 정보에 원래부터 문제가 있었던 경우다. 둘째, 2명에게 받은 작업 정보에 문제가 없고 합치는 과정도 잘 마무리되었는데, 나중에 복사하는 과정에서 어느 페이지가 찢겨나가거나 접힌 채로 복사될 수 있다. 셋째, 대부분의 자동차 부품은 주기적으로 새것으로 바꿔줘야 한다. 그런데 새 부품을 만들고 조립하는 작업자가 보관하고 있던 책에 문제가 생길 수 있다. 햇빛에 바래기도 하고, 커피를 쏟기도 하고, 꺼지지 않은 담배꽁초가 책에 구멍을 낼 수도 있다. 그런데 작업자들은 일단 책만 믿고 부품을 만들고 조립하며, 문제가 있는 책을 그대로 복사해서 다른 작업자들에게 나눠주기까지 한다.

이렇게 작업 정보가 담긴 책에 문제가 생기면 부품에 문제가 생길 수 있고, 고급 수제 자동차가 망가질 수 있다. 값비싼 고급 수제 자동차에 생길 수 있는 몇 가지 경우를 살펴봤다. 이제 이 문제들을 암(cancer)과 관련해 알아야 할 암 유전체학의 몇 가지 개념과 연결해서 살펴보자.

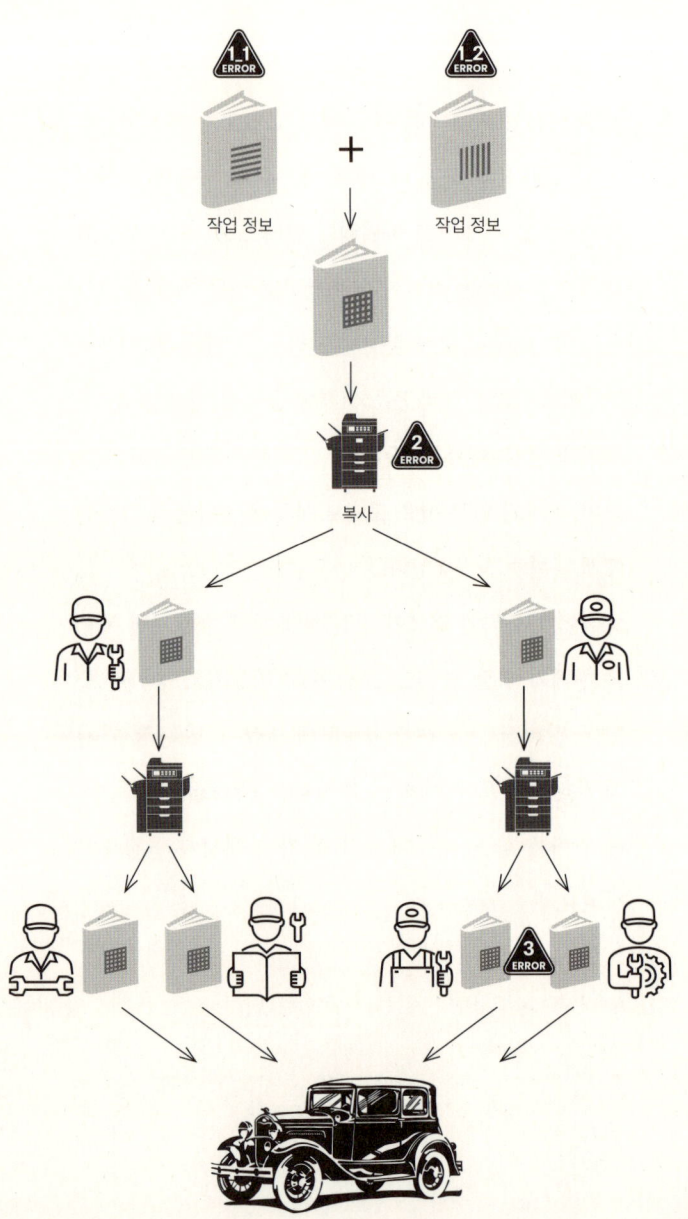

자동차에 문제가 생기는 경우의 수는 여럿이다. 최초의 작업 공정 책에 문제가 있는 경우다(1_1, 1_2). 잘못된 책이 작업자들에게 계속 복사되어 나누어질 것이고, 문제 있는 부품으로 자동차가 조립된다. 책이 복사되는 어떤 과정에서 문제가 생길 수도 있다(2). 우연히 책에서 한 페이지가 찢겨나가면 잘못된 책이 그 이후부터 계속 복사되어 사용되기 때문이다. 자동차의 소모품을 만드는 작업자에게 있는 책은 훼손되기 쉽다(3). 커피를 흘려 얼룩이 생길 수도 있고, 담배 연기나 자외선에 노출되어 책이 바랠 수도 있다. 작업자는 이 경우에도 망가진 책을 가지고 자동차의 소모품을 만드는데, 자동차에 문제가 될 수 있다.

유전자, 유전체, 생식세포 돌연변이, 체세포 돌연변이

사람의 유전자는 2만여 개다. 우리 몸의 세포(자동차 부품 생산 작업자 또는 자동차 조립 작업자)에서는 특정한 단백질(자동차 부품)을 만드는데, 이때 설계도나 조립 지시서와 같은 작업 정보가 있어야 한다. 유전자(gene) 1개는 단백질(protein) 한 개를 만드는 데 필요한 작업 정보다. 이 작업 정보는 2명의 주문자(부모)로부터 각각 받은 것이다.

자동차 회사가 작업 정보를 한 권에 책으로 묶었던 것처럼, 2만여 개의 유전자들도 한 세트로 묶여 있다. 2만여 개의 설계도를 모두 포함한 하나의 세트를 유전체(genome)라고 한다. 즉 모든 세포는 유전체를 갖는데, 세포가 분열할 때 계속 복제(replication)된 유전체를 갖게 된다. 자동차 공장에서는 부품을 만들고 자동차를 조립하는 작업자들에게 책을 나누어주는데, 한꺼번에 모든 작업자에게 나누어주지 않는다. 새 작업자에게 주는 책은 기존 작업자의 책을 복사해서 주며, 그 뒤로도 복사 릴레이가 이어진다.

2만여 개의 부품들이 각자 역할을 하고, 서로 영향을 주고 제어되어야 자동차가 길 위를 달릴 수 있다. 우리 몸의 생명 활동도 이 2만여 개의 단백질들이 자기 역할을 하고, 서로 영향을 주고받는 관계 속에서 이루어진다. 예를 들어 혈당을 조절하는 인슐린(insulin)은 췌장을 이루고 있는 베타세포에서 만드는 단백질인데, 이 인슐린 단백질을 만드는 유전자 이름은 INS(insulin)다.

이제 암이 생겨나는 메커니즘으로 들어가보자. 메커니즘의 핵심은, 세포는 최초의 유전체를 계속 복제해서 쓰는데, 복제하는 어느 단계에서 한 번 문제가 생기면 그 다음부터는 오류가 있는 상태로 계속 복제된다는 것이다. 암으로 이어질 수 있는 오류가 생겨도 복제가 계속 되면 결국 암으로 진행된다.

사실 '오류'라는 표현은 부정확하며, 정확하게는 '돌연변이(mutation)'다. 예를 들어 신생 돌연변이는 부모에게 유전체를 받을 때 거의 모든 사람에게서 발생한다. 보통 60여 개 정도가 발생하는데, 대부분의 신생 돌연변이는 우리 몸에 큰 변화나 영향을 주지 않는다. 다만 매우 중요한 유전자의 매우 중요한 부분에 신생 돌연변이가 생길 수 있다. 신생 돌연변이가 중요 부위 유전자에 일어나면, 해당 유전자를 설계도 삼아 만들어지는 중요 단백질에 문제가 생길 것이다. 희귀 유전병은 대부분 이렇게 생겨난다.

암이 생기는 첫째 경우는, 부모에게 받은 유전체에 원래부터 문제가 있었던 경우다. 이를 생식세포 돌연변이(germline mutation)라고 부른다. 부모에게 암을 일으킬 수 있는 형태의 변이가 있었는데, 이것이 자녀에게로 전달되는 경우다. 이런 경로로 생기는 암을 가족성 암(familial cancer syndrome)이나 유전성 암(inherited cancer)이라고 한다. 대부분의 암은 나이가 많은 고령층에서 발생하지만, 가족성 암은 암을 일으킬 수 있는 유전자 변이가 있기 때문에 어린 나이에 발생하는 경우가 있다. 그리고 해당 유전자가 전달되는 가족과 친족들에서 같은 암이 발생할 수 있다. 다만 이는 전체 암의 5%

정도에 그치며, 생식세포 돌연변이를 갖고 있는 경우는 전체 인구의 0.1% 이하다. 생식세포 돌연변이에 따른 암 발생은 희귀 유전병 수준이다.

둘째, 세포가 분열하는 과정에서 유전체는 계속 복제되는데, 이때 DNA 복제 단백질이 100% 완벽하게 DNA를 복제하기 어렵기 때문에 복제가 잘못되는 경우가 있다. 부모에게 받은 유전체 정보라고 가볍게 이야기했지만, 유전체 정보의 양은 상상하기 어려울 정도로 많다. 예를 들어 DNA를 이루고 있는 30억 개의 염기서열 가운데 특정한 어떤 1개의 염기서열 복제가 잘못되어 암이 시작될 수 있다. 그런데 사람의 몸을 이루고 있는 세포가 약 30조 개 정도며 심지어 주기적으로 세포가 분열하기 때문에, 사람은 평생 약 1경 번의 세포분열과 유전체 복제를 경험한다. 우리 몸에는 복제 과정에서 문제가 생긴 DNA를 고치거나 파괴하는 메커니즘이 있지만, 1경 번은 완벽하게 통제되기 어려운 숫자다.

셋째, 외부에서 온 강력한 자극으로 세포 속 DNA에 문제가 생겼는데, 이것이 계속 복제되는 경우다. 예

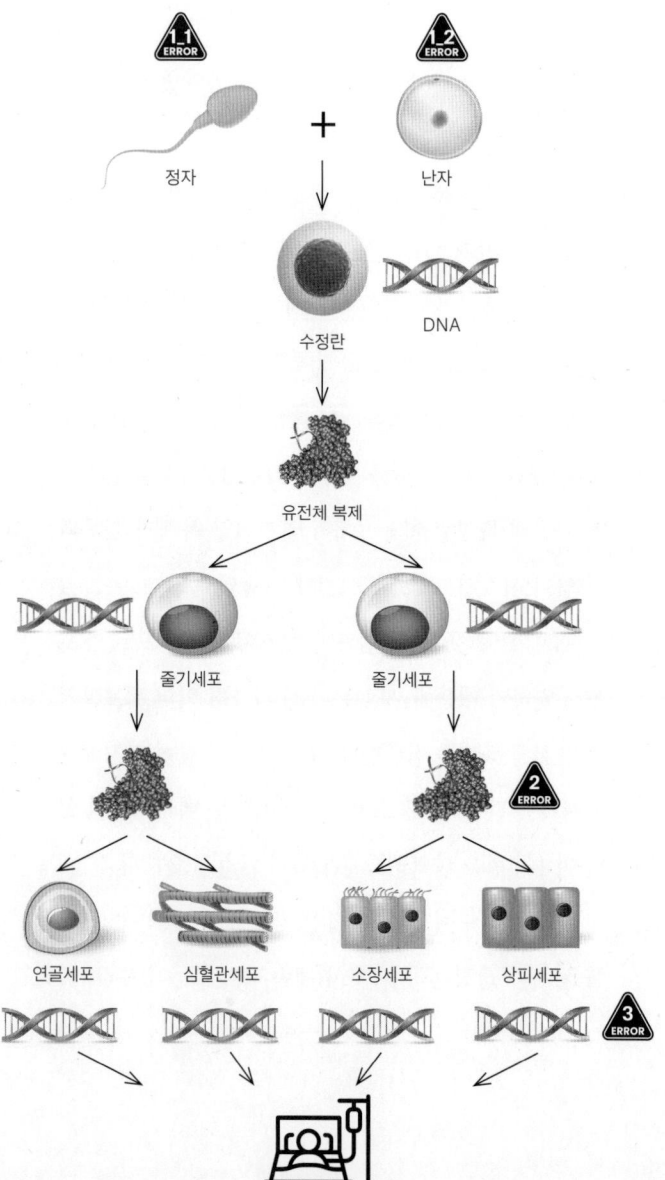

암이 생기는 경우의 수는 여럿이다. 생식세포가 발생하는 과정에서 정자 세포와 난자 세포 속 DNA 염기서열에 변이가 있을 수 있다(1_1, 1_2). 수정란 속 DNA 염기서열에 변이가 있을 것이고, 수정란으로부터 분열된 모든 세포 안에 동일한 변이를 가진 DNA 염기서열이 있다. 세포가 분열하면서 DNA도 복제되는데 이 과정에서 문제가 생길 수도 있다(2). 한 번의 복제 과정에서 생긴 돌연변이가 암과 관계된 것이면, 해당 세포에서 분열되기 시작한 모든 세포들은 암세포가 될 가능성이 올라갈 것이다. 한편 폐 상피세포 속 DNA는 담배연기로 인해 망가질 수 있다. 피부세포 속 DNA는 햇빛 속에 있는 자외선의 영향을 받을 수 있다. 이렇게 생긴 DNA 염기서열의 문제가 암으로 진행될 수 있다(3). 문제가 생긴 세포가 계속 복제되고 변이를 일으킨 DNA가 복제되면서 암이 시작하고 진행될 가능성이 올라간다.

를 들어 담배를 피우면 담배 연기가 폐의 상피세포에 닿는다. 담배 연기에는 화학물질이 들어 있고, 이 화학물질이 폐 상피세포 속에 있는 유전자에 영향을 준다. 이를 체세포 돌연변이(somatic mutation)라고 한다. 체세포 돌연변이가 일어난 세포도 세포분열을 한다. 물론 체세포 돌연변이가 일어난 유전자도 세포분열을 할 때마다 복제된다. 그런데 만약 이 유전자가 중요한 역할을 하는 유전자라면 문제가 심각해진다. 폐암이 될 수도 있는 것이다. 대부분의 암은 이런 방식으로 생긴다.

암 유전체 검사

유전체 검사를 하면 어떤 이유로 암이 생겨났건 암과 관련된 돌연변이를 찾을 수 있다. 생식세포 돌연변이로 인한 암, 즉 희귀 유전성 암은 검사 대상자가 가진 모든 세포에 암과 관계된 유전자 돌연변이가 있을 것이다. 따라서 검사하기 쉬운 혈액, 타액, 모발과 같은 조직을 가지고 유전체 검사를 한다. 반면 유전체 복제 과정의 오류 또는 체세포 돌연변이로 인한 암, 즉 대부분의 암은 암이 생긴 조직을 떼어내서 유전체 검사를 한다. 암 조직을 이루는 세포들에만 암과 관계된 유전자 변이가 있을 것이기 때문이다.

그런데 여기서 궁금하다. '암 유전자 검사'가 아니라 '암 유전체 검사'다. 특정 유전자, 그 가운데에서도 일부에 생긴 문제가 암으로 이어진다고 했다. 그렇다면 유전자 검사를 하면 되는데, 검사는 유전체를 해야 한다. 왜 암 유전체 검사일까? 다시 망가진 자동차로 가보자.

고장난 자동차의 보닛을 열어보니 엔진이 비정상적으로 흔들리고 있었다. 엔진이 이상하니 2만여 개의 자동차 부품 가운데 엔진을 조립하는 볼트와 너트를 의심해볼 수 있다. 엔진용 볼트와 너트를 만드는 작업자가 가진 작업 정보 책에서 엔진을 조립하는 볼트와 너트 설계도 부분을 찾아봤다. 만약 엔진을 조립하는 볼트와 너트의 설계도 부분에서 몇 페이지가 찢겨져 나가 있었다면, 제대로 된 설계도에 따라 부품을 새로 만들어 갈아

끼워 자동차를 고칠 수 있다. 그런데 엔진을 조립하는 볼트와 너트 설계도 부분에 문제가 없었다.

이 작업자는 여러 종류의 볼트와 너트를 만들고 있었다. 그중에는 바퀴를 고정하는 볼트와 너트도 있었다. 엔진을 조립하는 볼트, 너트와 비슷했기 때문이다. 그런데 바퀴 고정용 볼트와 너트 설계도가 몇 페이지 찢겨져 있었다. 바퀴가 잘 고정되지 않았는데, 그것으로 인해 엔진에 무리가 가서 덜덜거렸던 것이다. 이 정도 수준에서 문제의 원인이 발견되면 다행이지만, 그렇지 않을 수도 있다. 그러니 복사에 복사를 거듭한 작업 정보 전체를 검사하는 것이 가장 확실할 것이다.

사람의 신체와 비교하면 자동차는 정말 단순한 기계 장치에 불과하다. 이렇게 단순한 기계 장치도 고장난 원인을 찾아 고치려면 작업 정보를 전수조사하는 것이 가장 확실하다. 하물며 사람 몸에 생긴 암의 원인을 찾고 치료하기 위한 정보를 얻으려면, 개별 유전자가 아닌 유전체 전체에 대해 검사하는 것이 맞다.

예전에 비해 현대 의학과 생명과학이 알아낸 것들

이 많지만, 여전히 완벽하게 알지 못한다. 어떤 유전자가 만들어내는 단백질은 다른 유전자가 만들어내는 단백질과 복잡하게 영향을 주고받으며 일을 하는데, 이 관계가 다시 다른 단백질에 영향을 준다. 예를 들어 피부나 머리카락의 색깔을 결정하는 것은 단순한 생명 활동처럼 보이지만, 여기에 관여하는 단백질이 1,400개 정도다. 즉 1,400여 개의 유전자가 개입되어 있다. 이는 중요한 역할을 하는 단백질을 만드는 유전자에 이상이 생길 것에 대비해, 비슷한 역할을 하는 단백질을 만드는 유전자가 여러 벌 있기 때문이기도 하다.

이뿐만이 아니다. 유전체에는 2만여 개의 유전자만 있는 것도 아니다. 어떤 일을 하는지 그 역할을 아직 찾지 못한 부분과, 아무것도 설계하지 않고 있는 부분까지 포함하고 있다. 비율로 보자면 그 역할을 알아낸 유전자는 사람의 전체 유전체 분량 가운데 3%에 불과하다. 설계도와 작업 지시서로 이루어진 방대한 책 중간에는 아직도 풀지 못한 암호가 많이 남아 있다. 그래서 유전체 전체를 들여다봐야 하고, 이를 연구와 치료에 필요한 데이터로 활용해야 한다. 아직 모르는 것이 많지만 언젠가는 모든 것을 알게 될 것이며, 그때는 정말 암 치료에 새로운 국면이 열릴지 모른다.

질문 1. 암과 유전자?

A씨는 40대가 되기 전에 유방암 진단을 받았다. 한국유방암학회가 발표한 유방암 백서에 따르면, 2017년 '국가암등록통계사업'에 새로 등록된 유방암 환자는 약 26,000명이다. 이 가운데 50세 미만 환자는 약 11,000명으로 전체의 40% 정도다. 유방암 환자 가운데 절반 가까이가 젊은 층이다.

A씨는 어릴 때 가까운 친척이 암으로 목숨을 잃는 것을 보았다. 암으로 인한 죽음을 목격한 것은 큰 충격이었을 것이다. 이런 이유로 A씨는 건강관리에 신경을 많이 썼다고 했다. 신선한 재료로 조리한 음식을 먹었고, 꾸준하게 운동했으며, 건강검진도 빠뜨리지 않았다.

유방암을 빨리 찾을 수 있었던 것도 정기적으로 받던 건강검진 덕분이었다.

유방암 소견을 받은 A씨는 BRCA 유전자 검사(BRCA gene test)를 받아보라는 이야기를 의료진으로부터 들었다. BRCA 유전자 검사는 BRCA1(breast cancer type1)과 BRCA2(breast cancer type2) 유전자에 변이가 있는지 확인하는 검사다. 의료진은 A씨에게 BRCA 유전자 검사를 책에 비유해서 설명했다. 사람의 유전자가 책 한 권이라면, 암은 책 가운데 몇 페이지 또는 한 챕터 전체가 찢겨 나갔기 때문에 생긴다고 설명했다. BRCA 유전자 검사는 책에서 중요한 페이지가 찢겼는지, 찢겼다면 얼마나 훼손되었는지를 알아보는 것이라고 했다. 암 유전체학에 대해 어느 정도 알고 있는 사람이라면 아주 훌륭한 비유라고 감탄하겠지만, 유전체학이나 유전자가 낯선 보통의 환자라면 무슨 말인지 알아듣기 어려운 설명이었다.

답변 1. 암과 유전자!

DNA

암은 DNA 돌연변이에서 시작하는 질병이다. 그런데 병을 고칠 때 시작점을 꼭 알아야 하는 것은 아니다. 또한 시작점을 안다고 해서 병을 모두 고칠 수 있는 것도 아니다. 암도 마찬가지다. 암을 고칠 때 시작점을 꼭 알아야 하는 것은 아니며, 시작점을 안다고 암을 모두 고칠 수 있는 것도 아니다. 그럼에도 병의 시작을 아는 것은 중요하다. 시작을 알면 병을 이해할 수 있고, 병을 이해하면 효과적인 대책을 마련할 수 있다. 따라서 암을 정확하게 이해하고, 빨리 찾아내고, 효과적으로 고치려면 DNA 돌연변이에서부터 시작해야 한다.

세포는 생물체인 사람을 이루고 있는 기본 단위다. 세포에는 핵이 있고, 핵 안에는 DNA(deoxyribo nucleic acid, 디옥시리보 핵산)가 있다. DNA는 2가닥의 뉴클레오티드(nucleotide) 선형 중합체가 수소 결합으로 연결되어 서로 꼬여 있는 이중나선 구조다.

뉴클레오티드는, 데옥시리보스(deoxyribose)로 불리는 당(sugar), 인산(phosphate), 염기(base)로 구성되어 있다. 뉴클레오티드들 사이는 인산다이에스터 결합(phosphodiester bond)으로 연결되어 있어서, 마치 길이가 긴 사슬처럼 생겼다. 염기에는 4가지 종류가 있는데, 각각 모양이 다르다. 따라서 DNA는 당과 인산으로 된 사슬에 4가지 서로 다른 염기가 순서에 따라서 붙어 있는 구조다.

4가지 염기는 아데닌(Adenine), 티민(Thymine), 구아닌(Guanine), 사이토신(Cytosine)이라고 이름을 붙였는데, 편의상 A, T, G, C라고 줄여서 쓴다. DNA에는 4종류의 염기가 30억 개 정도 이어져 있다. 만약 이 30억 개가 무작위로 이어져 있다면 큰 의미가 없을 것이다. 즉 4종류의 염기 30억 개는 의미 있게, 일정하게 정해진 순서대로 배열되어 있다.

DNA에 4종류의 염기가 배열된 순서는 단백질을 만드는 데 필요한 아미노산의 결합 순서가 되는데, 이 순서에 따라 여러 아미노산이 결합하면 단백질이 된다.

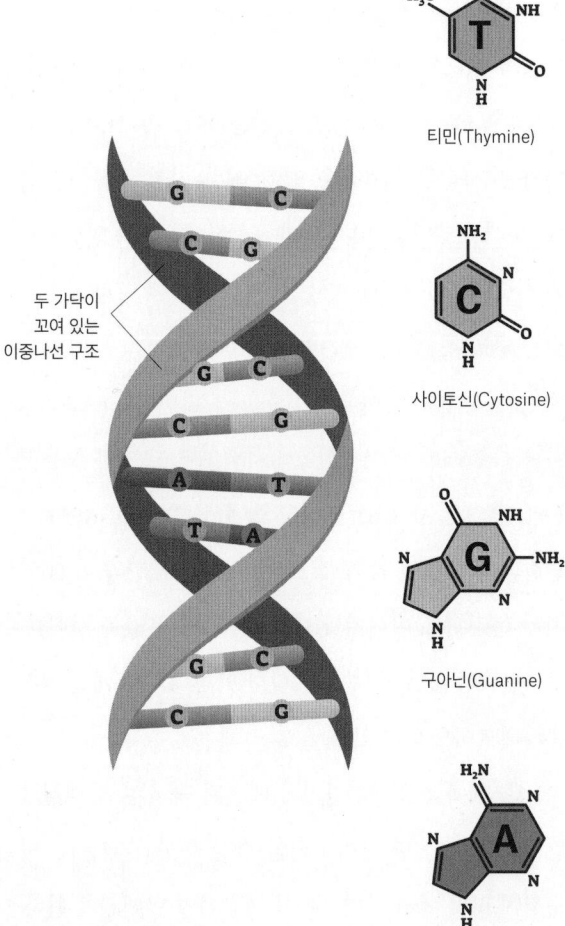

DNA(deoxyribonucleic acid)는 생명 활동에 필수적인 단백질 구성을 하기 위한 프로그램이다. 티민(T), 사이토신(C), 구아닌(G), 아데닌(A)이라는 4종류 염기로 짜여진 코드에 따라 아미노산이 합성되면서 여러 종류의 단백질이 만들어진다.

30억 개의 코드로 이루어진 초대형 생명 프로그램은 물리적인 속성도 특별하다. 세포 1개에 들어 있는 DNA의 무게는 10피코그램인데, 1피코그램은 $1/10^{12}$g이다. 그런데 이 DNA를 한 줄로 늘어놓으면 길이가 1.5m에 이른다. 방대한 양을 담고 있기에 너무 작은 DNA가 가능할 수 있는 이유는, DNA를 이루고 있는 이중나선 구조가 튼튼하기 때문이다. 그러나 자외선, 담배 연기 등 외부 자극은 DNA 안에 있는 염기서열에 충격을 줄 수 있다. 이 충격으로 인해 코드가 뒤틀리면 잘못된 단백질이 생성되고, 이로 인해 암이 발생해 진행하는 경우가 생기기도 한다.

이렇게 만들어진 단백질들이 세포 안팎에서 서로 영향을 주고받으면서 생명 활동이 일어난다.

따라서 DNA 염기서열의 순서는 생명 활동의 설계도와 같다. 0과 1이라는 2가지 코드(code)로 복잡한 컴퓨터 프로그램을 코딩하듯, 4종류 염기의 순서로 생명 활동에 꼭 필요한 여러 종류의 복잡한 단백질을 코딩하는 셈이다. 코딩할 때는 코드를 순서(sequence)에 맞게 짜야 한다. 4종류의 염기도 순서에 맞게, 즉 서열에 따라 구성되어야 하니 '염기서열(nucleotide sequence)'이 DNA 정보의 핵심이 된다.

예를 들어 사람의 눈동자 색깔을 정하는 OCA-2(oculocutaneous albinism 2) 유전자는 15번 염색체의 27,754,875번째부터 28,099,312번째까지 염기서열에 의해 결정된다. 유전자를 구성하는 약 344,000개 염기서열의 뉴클레오티드가 어떻게 구성되느냐에 따라 눈동자의 색깔은 갈색이 되기도 하고 파란색이 되기도 한다.[1]

과학자들은 머리카락이나 피부 색깔처럼 사람

의 특징(표현형)에 대한 정보를 담고 있는 염기서열을 5,000만 개 정도 찾았다. 그런데 사람의 DNA는 약 30억 개의 염기서열로 이루어져 있다고 했다. 즉 전체 염기서열 가운데 그 역할이 알려진 부분은 약 1.7%에 불과하고, 나머지 약 98.3%의 염기서열은 어떤 역할을 하는지 아직 모른다.

정체를 알아낸 5,000만 개의 염기서열은, 다시 약 2만 개의 그룹으로 나뉜다. 이 2만여 개의 염기서열 그룹이 2만여 개의 유전자(gene)다. 머리카락 색깔을 결정하는 MC1R(melanocortin 1 receptor) 유전자의 염기서열은 약 8,800개 염기로 구성되어 있고, 유방암과 관련된 BRCA1 유전자의 염기서열은 81,000개 염기로 구성되어 있다.

사람들의 생김새가 모두 다르지만, 같은 종(種)이기 때문에 유전자 구성 자체는 같다. 즉 전체 30억 개 염기서열 가운데 99.9% 이상이 같으며, 약 300만 개 정도의 염기서열 정보가 사람마다 다를 뿐이다. 이는 전체의 0.01%에 지나지 않는다.

전체 30억 개 염기서열 가운데 99.9% 이상이 같다고 했다. 여기서 다시 질문하게 된다. 왜 100%가 아닐까? 현생 인류는 약 30만 년 전 지금의 아프리카 지역에서 처음 나타났다. 침팬지와 현생 인류의 DNA 염기서열을 비교해보면 1.6% 정도 차이가 나며, 98.4% 정도는 같다. 현생 인류와 침팬지는 사람족(hominin)이라, 같은 조상을 갖고 있다. 그러나 600만 년 정도 시간이 흐르면서 약 1.6% 정도의 차이를 만들어 지금의 모습으로 진화한 것으로 추정된다.

사람과 사람 사이의 DNA 염기서열 차이는 0.1% 정도다. 30억 개 염기서열 가운데 300만 개 정도의 차이다. 이 0.1%의 차이는 염기서열의 특정 구간에서 집중적으로 나타난다. 예를 들어 특정 부위의 염기서열이 A이거나 G일 수 있다면, 인구집단에서는 A인 사람이 20%이고 G인 사람이 80% 정도 된다. 이런 곳이 300만 개 정도 되는데, 이것이 바로 생물학적으로 나타나는 다양성(polymorphism)을 이룬다. 왼손잡이와 오른손잡이가 있고, 살구색 피부와 검은색 피부가 있는 이유다.

이와 달리 신생 돌연변이는 아주 드문 종류의 염기서열을 가진 경우다. 마블 코믹스(Marvel Comics)의 세계관으로 가보자. 마블 코믹스의 〈엑스맨〉 시리즈는 돌연변이로 인해 초능력을 갖게 된 이들의 이야기다. 영화 〈엑스맨〉 시리즈에 나오는 초능력자들이 태어날 때부터 돌연변이를 갖고 있었다는 점만 놓고 본다면, 우리는 모두 엑스맨이다. 왜냐면, 우리 모두는 부모님에게 물려받은 유전자와 다른 60여 개의 새로운 변이, 즉 신생 돌연변이를 가지고 있기 때문이다.[2]

유전자 염기서열 30억 개 가운데 60여 개는 너무나 적은 숫자일 수도 있지만, 꽤 중요한 숫자일 수도 있다. 우리는 양쪽 부모의 DNA가 조합된 DNA를 갖고 있다. 그렇다면 부모와 나의 DNA는 100% 같아야 하지만 그렇지 않다. 부모에게 DNA를 물려받아 조합한 DNA를 갖는다는 것은 종의 특징을 지키면서 다양성을 늘려가는 전략이다. 다양성이 늘어나면 다양한 환경에 적응할 수 있는 여러 사례를 만들 수 있고, 결국 이 사례 가운데 하나가 변화된 환경에 적응해 종을 이어갈 수 있게 해준다. 마찬가지로 인간 대부분에게 있는 30억 개 가운데 부모에게 없던 60여 개의 변이도 진화에 유리한 다양성을 가질 수 있게 해주는 역할을 할 수 있다.

이런 변이는 부모의 생식세포가 만들어질 때 생긴다. 생식세포가 분열할 때 DNA가 나뉘어지는데, 이때 100% 완벽하게 복제가 이루어지지 못하고 60여 개의 변이가 생긴다. DNA 복제 과정에서 생기는 오류라고 하지만, 30억 개 가운데 60여 개라면 오류의 빈도는 극히 낮은 편이다.

다만 부모의 나이가 많아질수록 복제 오류가 늘어나는 것으로 알려져 있다. 여성의 생식세포, 즉 난자는 일정 나이가 지나면 만들어지지 않는다. 복제에 오류가 늘어날 가능성을 어느 순간에는 차단한다. 그런데 남성의 생식세포, 즉 정자는 나이를 먹어도 계속 만들어진다. 복제 오류가 늘어날 가능성이 높아지는 것이다.

예를 들어 아이슬란드 디코드지네틱스(deCODE Genetics)의 카리 스테판손(Kari Stefansson)의 연구결과에 따르면, 임신했을 당시 아버지의 나이가 많을수록 자녀에게 자폐증 및 정신분열증과 같은 정신질환이 일어날 가능성이 높아진다고 한다. 연구진은 정신질환과 관계가 있을 것으로 추정했던 NRXN1(neurexin 1), CUL3(cullin 3) 또는 EPHB2(EPH receptor B2) 등의 유전자 염기서열에 오류가 생기는 확률이 높아지기 때문인 것으로 보았다.

우리 모두는 부모님의 DNA 염기서열과 아주 작은 차이가 있는 DNA 염기서열을 가지고 있다. 그런데 이 작은 차이로 엑스맨은 초능력을 얻었고, 우리는 초능력과 상관없는 변이를 가지게 되었다. 그러나 운이 나빴다면 암과 관계된 DNA 염기서열이나 희귀한 유전병과 관계된 DNA 염기서열, 즉 아주 중요한 부분에 변이를 갖고 태어났을 것이다. 그렇다면 희귀한 유전성 암에 걸리거나 희귀한 유전병에 걸릴 확률이 높아질 것이다.

한편 마블 코믹스의 다른 시리즈인 〈스파이더맨〉이나 〈헐크〉의 주인공들도 유전자 변이로 초능력을 얻는다. 이들에게는 후천적인 사건을 계기로 유전자에 변이가 일어난다. 스파이더맨은 실험실에 있던 거미에게 물리고, 헐크도 실험실에서 감마선에 노출되어 유전자 변이가 일어난다. 후천적으로 유전자 변이가 일어난다는 점만 놓고 본다면, 우리는 스파이더맨이나 헐크와 같다. 사람은 살아가면서 여러 가지 자극에 노출되는데, 그로 인해 유전자에 변이가 일어나기 때문이다. 유전자 변이로 스파이더맨과 헐크는 초능력을 얻었지만, 우리는 암에 걸릴 확률이 높아지게 된 차이가 있을 뿐이다.

모르겠다고 대답했던 의료진의 사정

이제 A씨에게 BRCA 유전자 검사를 권한 의료진의 설명을 풀어보자. A씨에게도 30억 개의 염기서열이 있는데, 의료진은 이를 두꺼운 책에 비유했다. (실제 A, T, G, C라는 글자가 순서를 바꿔가며 나열되어 있는 셈이고, 4개의 글자를 폰트 10크기로 적어 나가기 시작하면 대략 113만 페이지 정도 될 것이다. 책으로는 힘들고 커다란 도서관 건물을 새로 지어야 할 것이다.) A씨에게 있는 30억 개의 DNA 염기서열 가운데 BRCA 유전자를 구성하는 염기서열 그룹이 있다. 의료진이 전체 염기서열을 책에 비유했으니, BRCA는 한 챕터에 비유할 수 있겠다. BRCA 유전자 검사는 BRCA 챕터에 문제가 있는지 살펴보는 암 유전체 검사였다.

BRCA 유전자는 2개다. BRCA1 유전자는 17번 염색체의 43,044,295번째부터 43,125,364번째에 이르는 영역에 약 81,000개 정도의 염기서열로 이루어져 있다. BRCA2 유전자는 13번 염색체의 32,315,086번째부터 32,400,268번째까지 약 85,000개 정도의 염기서열로 이루어져 있다. BRCA 유전자는 DNA가 망가졌을 때 고쳐주는 역할을 하는 BRCA 단백질을 만드는 설계도다. 즉 돌연변이를 막는 일을 한다. 그리고 이 역할이 암과 관계가 있다. BRCA 유전자의 역할을 좀더 구체적으로 살펴보자.

수정란에서 분열하기 시작한 세포는 분열을 거듭하면서 특정 세포로 분화된다. 특정한 세포로 분화된 세포들이 조직을 이루고, 조직은 다시 장기를 이루는데, 장기가 만들어지고 나서도 세포는 분열한다. 단 정상적인 세포는 무한히 분열하지 않는다. 세포분열은 일정 정도 분열하고 나면 멈추도록 프로그래밍되어 있다.

한편 여러 장기에 있는 세포들은 자기 역할을 하는 가운데 여러 자극을 받는다. 폐에 있는 상피세포는 끊임없이 공기와 접촉하는데, 공기 중에 담배 연기나 석면 가루 등이 섞여 있다면 이들은 폐 상피세포 속 DNA에 영향을 준다. 식도, 위, 십이지장, 소장, 대장으로 이어지는 장기들의 상피세포 속 DNA는 끊임없이 음식물과 접촉해 영향을 받고, 여성의 유방 조직 속 DNA는 생리, 임신, 출산 등의 과정에서 여러 호르몬의 영향을 받는다.

DNA가 자극을 받으면 염기서열에 변이가 생길 수 있다. 그리고 적당한 수준에서 세포분열을 멈추게 하는 유전자 염기서열에 문제가 생길 수도 있다. 이렇게 되면 세포가 무한히 분열할 것이다. 해당 세포가 무한히 분열하면, 무한하게 많은 산소와 영양분을 사용할 것이고, 이는 다른 정상 세포가 사용해야 할 산소와 영양분이 줄어들거나 없어진다는 뜻이다. 이런 경우를 보통 암이라고 부른다.

생물체 입장에서 암은 개체의 생존에 치명적인 영향을 주는 심각한 문제이므로, DNA에 생긴 변이를 고치거나 문제가 있는 세포를 없애는 기능을 하는 유전자를 갖추고 있다. BRCA 유전자가 바로 그런 역할을 한다. 잘못된 DNA를 고치는 BRCA1 유전자는 암이 생기는 것을 막는 역할을 하는데, BRCA1 유전자에 이상이 생겨 잘못된 DNA를 고치지 못한다면 암이 생겨날 확률이 높아질 것이다.

만약 BRCA 유전자 염기서열 가운데 어떤 부분에서 문제가 생겼거나, BRCA 유전자 자체가 망가지면 어떻게 될까? DNA가 망가져도 고칠 수 없게 된다. 그런데 세포가 적당히 분열하고 멈추게 만드는 DNA 염기서열이나 유전자 부분이 망가졌다면 어떻게 될까? 무한하게 세포가 분열할 것이고 암이 생겨날 확률도 높아진다. 따라서 BRCA 유전자에 문제가 있다면 암이 생길 가능성이 높아진다. 전체 유방암 환자 가운데 1~5%는 BRCA 유전자에 문제가 있다.

BRCA 유전자에 생긴 문제는 유전되어 다음 세대

로 전달될 수 있다. 즉 유방암 환자에게 BRCA 유전자에 문제가 있다고 하면, 다른 가족도 BRCA 유전자 문제로 인해 생겨나는 유방암, 난소암에 걸릴 가능성이 있다. 때문에 환자에게 BRCA 유전자 검사로 유전적인 요인을 찾아내는 것은 의미가 있다. BRCA 유전자 돌연변이가 있다면 다른 가족에게 유전체 검사를 해서, 유방암 발생을 예측하거나 조기진단할 수 있는 가능성을 높일 수 있다. BRCA 유전자에 문제가 있는 경우, 이를 타깃하는 올라파립(Olaparib), 루카파립(Rucaparib), 탈라조파립(Talazoparib), 니라파립(Niraparib)과 같은 약물로 치료할 수 있기 때문에 BRCA 검사는 환자에게도 도움이 된다.

암과 유전

2013년, 미국 영화배우 안젤리나 졸리가 유방과 난소를 잘라내는 수술을 받았다. 안젤리나 졸리의 어머니와 이모, 외할머니가 모두 유방암 또는 난소암으로 사망했는데, BRCA1 유전자에 변이가 있었다고 한다. 안젤리나 졸리가 받은 암 유전체 검사에서 BRCA1 유전자에 변이가 있다는 결과가 나왔다. 문제가 있는 BRCA1 유전자를 물려받은 것이다.

BRCA1 유전자에 변이가 있으면 유방암에 걸릴 확률이 80%, 난소암에 걸릴 확률이 40% 정도인 것으로 본다. 이는 BRCA1 유전자에 변이가 있어도 유방암에 걸리지 않을 확률이 20%, 난소암에 걸리지 않을 확률이 60%라는 얘기다. 즉 안젤리나 졸리는 BRCA 유전자에 문제가 있었고 암에 걸릴 위험이 높았지만, 반드시 유방암이나 난소암에 걸린다고 할 수는 없었다. 유방암과 난소암에 걸린다고 100% 사망하는 것도 아니다. 그럼에도 안젤리나 졸리는 암에 걸릴 위험을 미리 줄이려고 암이 생길 수 있는 유방과 난소를 잘라내기로 했다.

안젤리나 졸리가 자신의 몸과 건강에 대해 스스로 결정권을 행사한 것을 두고 찬반 토론이 벌어지고는 했다. 여기서는 그 토론을 소개하기보다 표현율(penetrance)이라는 개념을 소개하려고 한다. 표현율이라는 개념을 알게 되면, 찬성과 반대 입장을 골라야 할 때 좀더 주체적으로 판단할 수 있을 것이기 때문이다.

표현율은 같은 유전형을 갖고 있는 사람 가운데 해당 유전형이 실제로 나타나는 경우가 얼마인지 따져보는 개념이다. 예를 들어 BRCA1 유전자에 문제가 있는 사람 가운데 20%에게서는 유방암이 나타나지 않는다. 이 경우 표현율은 80%다. 똑같이 BRCA1 유전자에 문제가 있는데, 왜 누구는 유방암에 걸리고 누구는 유방암에 걸리지 않는 것일까?

이에 대한 과학적인 답은 아직 명확하지 않다. 현재로서는 '사람의 생명 활동이 매우 복잡하기 때문'이라고 설명할 수밖에 없다. BRCA 유전자는 DNA에 문제가 있을 때 이를 복구하는 데 관여한다. 그러나 이는 BRCA 유전자가 만들어내는 단백질 혼자 하는 일이 아니다. 수십 개의 다른 단백질들이 함께 일한다. 어떤 경우는 BRCA 유전자가 만드는 단백질이 일을 제대로 못하더라도, 다른 단백질이 보완적으로 작용할 수도 있다. 이렇게 되면 원래 하려던 일을 해낼 수 있다. 즉 유전체 전체가 구성하고 있는 시스템의 복잡함 때문에 아직 현대 의학과 생명과학은 정확한 메커니즘을 모른다.

유전체 연구자들의 노력으로 표현율이라는 개념은 언젠가 사라질 것이다. 'BRCA유전자에 이상이 있다 없다'를 넘어, 유방암과 난소암에 걸릴 것인지 안 걸릴 것인지, 걸리면 어떤 치료제가 효과가 있을 것인지, 전이와 재발이 있을 것인지 99% 이상의 확률로 맞추는 날이 올 것이기 때문이다. 그러나 아직까지는 표현율이라는 개념을 쓸 수밖에 없다.

안젤리나 졸리의 이야기가 언론에 보도되자, 많은 사람들이 암과 유전자에 대해 강한 인상을 받았다. 다만 그 인상이 정확했던 것 같지는 않다. 암 환자 가운데 자녀에게 미안한 마음을 갖는 경우를 볼 때가 있다. 암이 DNA 질병이고, DNA는 유전되는 것이니, 자녀에게 암을 물려주었다는 생각에서다.

그러나 부모로부터 암을 물려받는 경우는 드물다. 대부분의 암은 부모와 관계가 없다. 잘못된 BRCA 유전자가 유전되면서 암을 일으키기도 하지만 드문 사례다. 유방암과 관계가 있는 12가지 유전자를 유방암 환자

30,000명과 건강한 대조군 30,000명에게서 찾는 연구에서, 환자의 5% 그리고 대조군의 1.63%에게서만 유방암과 관련된 돌연변이 유전자를 찾을 수 있었다.[3] 역시나 표현율이라는 문제가 있었다.

그렇다면 암과 DNA를, 유전과 완전히 떼어놓고 생각해야 할까? 암은 부모로부터 물려받는 것이 아니라, 인간이라는 전체 종(種)의 범주 안에서 생각해야 한다. 인간이라는 종이 DNA라는 시스템으로 운용되고 있고, 이 때문에 외부 자극에 의해 발생하는 돌연변이에 의해 생기는 '확률의 질병'이 암이다. 이 확률에는 분명 유전이 있지만 외부 자극이라는 요소가 더 크게 작용한다. 외부 자극에 의한 DNA 염기서열 내 돌연변이, 즉 DNA와 외부 환경 사이의 관계가 더 중요한 질병이라는 것이다. '가족'이라는 프레임을 '종'이라는 프레임으로 옮기면, 암을 좀더 정확하게 이해할 수 있다.

질문 2. 이득이 있나?

의료진의 권유에 따라 A씨는 BRCA 유전자 검사를 받았지만 '네거티브(negative)'라는 이야기를 들었다. BRCA 유전자에는 이상이 없다고 했다. 그러나 의료진은 환자가 젊기 때문에 암과 관련된 다른 유전자에 돌연변이가 있을 것으로 생각한 것 같았다.

서양인 유방암 환자 대부분은 폐경이 지난 여성들이지만 한국을 포함한 아시아 인종에서는 폐경 전 젊은 여성에게서도 유방암이 발생한다. 그런데 젊은 환자에게 유방암이 발견되었으니, 이는 생식세포 돌연변이에 의한 암이라고 추측했을 것이다. 그렇다면 다른 종류의 생식세포 돌연변이로 암이 진행될 것이 있는지 찾아보는 것이 합리적이다. 의료진은 폐암이나 대장암 같은 다른 암의 발생과 관련이 있는 유전자에 대한 돌연변이를 분석하는 검사를 해보자고 권했다.

A씨는 의료진의 권유를 따랐는데, 검사 결과가 6개월 후에 나왔다. 그 사이 A씨는 외과적 수술을 받고,

항암제 치료까지 끝냈다. A씨는 다른 유전자 검사가 어떤 것이었는지와 결과가 어땠는지에 대해 정확하게 기억하지 못했다. 꽤 오래전 일이라 기억이 흐려졌겠지만, 더 큰 이유는 당시에 받았던 유전자 검사가 A씨의 암 치료 과정에 중요하게 참여하지 못했다는 점이다. 항암 치료까지 끝나 정기검진을 다니며 예후를 보는 시기에 결과가 나왔는데, 검사 결과도 '원인을 알 수 없다'로 나왔다. A씨에게 유전자 검사는 '왜 했는지 알 수 없는 검사'였다는 기억을 남겼다.

답변 2. 가치는 있다!

내비게이션과 대동여지도

유전자 검사에 대한 일반적인 인상은 내비게이션이다. 유전자라는 지도를 펼쳐놓고 '키를 결정하는 부분을 살펴보니 175cm까지 자라겠는데!'라고 읽어낼 것이라는 선입견이다.

과학자들이 사람의 염기서열 30억 개를 모두 읽어낸 것은 사실이다. 그러나 어떤 염기서열이 어떤 역할을 하는지까지 모두 밝혀내지는 못했다. 지도에 큰 산과 강과 들판은 그렸고 유명한 대도시도 그렸지만, 대부분의 중소 도시와 마을과 공장과 도로에 대한 내용은 아직 채우지 못했다. 지도 안에 있는 것들 사이의 연결이나 관계, 범례 같은 것들 가운데 채워야 할 것들이 아직 많다. 이렇게 채우지 못한 내용과 범례가 너무 다양하고 많다. 우리 선입견 속에 자리 잡고 있는 유전자 검사의 이미지는 목적지를 찾아내고 가장 빠른 길까지 알려주는 내비게이션이지만, 현재까지 유전체학 분야 연구는 대동여지도를 막 그려낸 정도다.

물론 과학자라는 사람들이 대동여지도를 그려놓고 만족할 사람들은 아니다. 어떤 유전자가 어떤 일을 하는지에 대해 연구하는데, 이들 가운데서도 마음이 급한 사람들은 유전체학으로 질병을 연구하는 이들이다.

유전체학으로 하는 암 연구는, 암세포의 유전자 지도를 그리는 것으로 시작한다. 암은 종류가 많고, 환자

상태도 제각각이다. 어떤 환자에게서 암은 빨리 자라고 치명적이지만, 어떤 환자에게서 암은 상대적으로 천천히 자라며 치료되어 사라지기도 한다. 이렇게 따져야 할 것들이 많아 암 유전자 지도를 정리하기가 쉽지만은 않다. 연구할 데이터를 구하는 일도 만만치 않다. 암 환자에게서 구한 암 조직을 연구 데이터로 활용해야 하는데, 암 진단을 받은 환자 가운데 암 유전체 검사를 받는 환자는 아직 5% 정도도 되지 않는다.

암 유전체 검사를 받은 5%의 환자들 데이터가 모두 암 유전체 연구에 활용되는 것도 아니다. 암 유전체 검사를 포함한 유전자 검사는 생명윤리와 관계가 깊은 문제라 여러 법 체계 안에서 민감한 정보로 분류된다. 그래서 특별한 동의를 한 가지 더 받게 되어 있다. '기증동의'라는 것인데, 이것에 대해 환자에게 길게는 30분가량 설명해야 한다. 암과 싸우고 있는 환자가 인내심을 갖고 30분 동안 설명을 듣고, 기증동의란에 서명해줄 것을 기대하기는 무리다. 실제 암 유전체 검사 데이터를 가지고 연구를 진행할 때 개인의 의료정보가 노출될 가능성이 없다는 점에서 제도를 손볼 필요는 있어 보인다.

이렇게 어렵게 모은 데이터로 연구를 한다. 어떤 암이 어떤 변이를 가지며, 해당 변이에는 어떤 치료제가 효과적이었는지 연결해본다. 이렇게 해서 암 유전체 지도에 범례와 내용을 채워나간다. 쓸모 있는 암 유전체 지도를 만들기 위해 연구자들은 도시와 마을과 공장과 숲을 돌아다니면서 지도의 빈 곳을 계속 채워가고 있다. 암처럼 복잡한 질병을 치료하는 데 도움을 받을 수 있는, 실제로 쓸모 있는 지도를 그려가고 있지만, 지도를 완성하기 위해서는 더 많은 탐험대가 모험을 떠나야 한다. 더 많은 암 환자들로부터 암 유전체 정보를 받고, 암 환자들이 처방받는 치료제와 치료 효과에 대한 데이터를 결합해 분석해야 한다.

연구자들은 아주 정확한 내비게이션 수준으로 암 유전체 지도를 그려낼 것이다. 다만 지도를 그려내는 일은 연구자들이 과학과 기술을 발전시키는 것만으로는 어렵다. 만약 환자와 의료진이 적극적으로 참여해준다면 어떻게 될까? 더 빨리 더 정확한 암 유전체 지도를 그

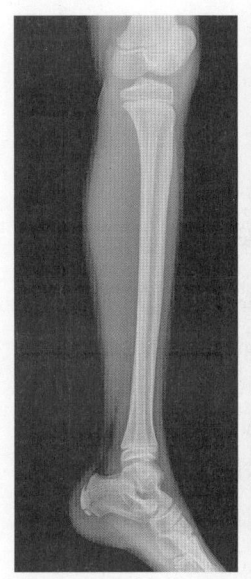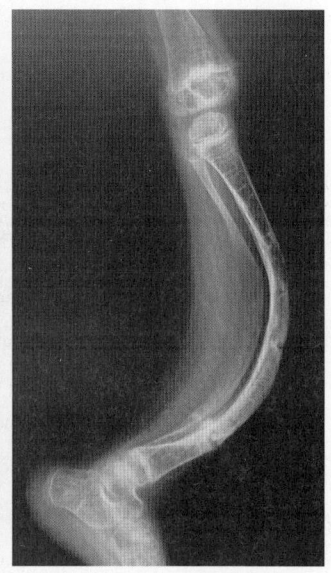

골형성부전증을 앓고 있지 않은 사람의 정강이뼈 엑스레이 사진(왼쪽)과
골형성부전증을 앓고 있는 환자의 정강이뼈 엑스레이 사진(오른쪽)

릴 수 있을 것이고, 이는 암 치료에 반드시 도움을 줄 것이다. 이 지도는 모두 함께 그려나갈 때 효과도 의미도 커진다.

암은 많은 사람이 걸리는 질병이고 치료가 어렵지만, 암 유전체 정보를 얻는 것이 쉽지 않다. 한편 희귀 유전질환에 대한 유전체 연구는 수월한 편이다. 환자 숫자가 적어서 연구용 유전체 데이터를 구하기는 어렵지만, 반대로 연구할 유전자 숫자가 적으니 비교적 정확하게 질병의 원인 유전자를 확인하는 것이 가능하다. 희귀 유전병은 DNA 염기서열 가운데 아주 제한적인 곳에 문제가 생긴 경우가 많기 때문이다.

골형성부전증(Osteogenesis Imperfecta)은 뼈가 부러지는 질병이다. 작은 충격에도 뼈가 쉽게 부러지는데, 어떤 환자는 평생 몇 차례 정도의 골절을 겪는 정도지만 어떤 환자에게는 골절이 수백 번 일어난다. 심한 경우에 수술적 보완을 하지 않으면 부러진 뼈가 변형되거나 성장하지 않을 수 있다.

희귀 유전병은 정확한 진단을 위해 원인이 되는 유

전자의 돌연변이를 찾는 것이 중요하다. 2010년대 초반까지만 해도 골형성부전증과 관계된 유전자가 10여 개 정도 알려져 있었다. 질병이 의심되는 환자가 오면 이 10여 개의 유전자를 검사했지만, 요즘은 20여 가지 이상의 유전자가 알려져 있다. 골형성부전증이라는 확신이 들어도 유전자 변이를 찾지 못하면, 정확한 진단을 내릴 수 없으니 예방과 진료를 위한 유전 상담을 적극적으로 할 수가 없었다. 같은 희귀 유전병이어도 변이를 일으킨 유전자의 종류가 다르면 환자에게 나타는 증상과 질병의 양상이 다르기 때문이다.

골형성부전증과 같이 유전자 이상 증상으로 골격계 증상을 보이는 질병은 400여 개가 넘는다. 증상을 중심으로 묶어 골이형성증(Skeletal Dysplasia)이라 부르지만 유전자 검사로 400여 개 가운데 어떤 질병인지 정확하게 진단해야 치료법을 찾기 시작할 수 있다.

그런데 2010년대 초반이 지나면서 유전체 분석 기술을 이용한 유전질환 진단이 시작되었다. 이 기술을 활용하면 100만 원 정도의 비용과 1주일 정도의 시간을 투자해 환자의 모든 유전체를 읽어낼 수 있다. 유전체 분석 기술을 이용하면 COL1A1(collagen 1A1), COL1A2(collagen 1A2), IFITM5(interfron induced transmembrane protein 5), BMP1(bone morphogenetic protein 1) 등 뼈를 만드는 역할을 하는 수십 개 유전자를 한꺼번에 확인할 수 있게 되었다.

희귀 유전병은 유전자 검사로 정확하게 진단할 수 있다. 당장 확실하게 치료할 수 있는 방법이 충분하지 않지만, 해당 유전자 변이를 타깃하는 치료제나 치료법 연구도 범위를 좁혀 진행할 수 있다. 희귀 유전병의 원인이 되는 변이 유전자를 대상으로, 크리스퍼(CRISPR/Cas9) 유전자 가위 같은 기술을 적용한 치료제 개발 연구도 진행되고 있다. 크리스퍼는 특정 염기서열을 인식해 잘라내는 유전자 편집 도구다. 특정한 염기서열을 잘라내도록 크리스퍼를 인위적으로 설계할 수 있기 때문에 크리스퍼 유전자 가위라고 부른다. 크리스퍼 유전자 가위로 문제가 되는 염기서열을 잘라내거나, 잘라낸 뒤 정상 염기서열로 바꾸어 주면 유전자 변이로 인한 희귀병이 치료되는 아이디어다. 이런 이유로 희귀 유전병의 경우 유전자 검사를 위한 환자의 참여가 적극적인 편이다.

    2022년 현재의 우리가 모든 것을 알고 있지 못할 뿐이지 고혈압이나 당뇨, 비만 등 보편적이고 흔한 질병이 유전자와 관계없다고 서둘러 결론을 낼 수는 없다. 유전자 지도는 여전히 미완성 상태지만, 유전자 지도가 완성되었을 때 얻게 될 혜택은 상상해볼 수 있다. 유전자 지도가 질병과 변이를 연결하는 수준에서 완성된다면 내가 어떤 질병에 취약하고, 어떤 질병에 강한지 알 수 있게 될 것이다. 불필요한 비용을 줄여줄 것이며, 합리적인 판단을 내리는 데 도움을 줄 것이다. 예를 들어 건강과 관련된 보험의 구조를 좀더 합리적으로 짤 수 있을 것이다. 막연한 불안으로 불필요한 보험에 들지 않을 수 있기 때문이다. 또한 어떤 운동을 하고, 무엇을 먹고, 어떤 질병에 대한 검사를 좀더 자주 받을 것인지에 대한 판단도 합리적으로 내릴 수 있게 될 것이다.

아직은 해상도가 낮다

A씨는 유방암과 난소암과 관련해 BRCA1과 BRCA2, 대장암과 관련된 APC(adenomatous polysis coli), 신세포암과 관련된 VHL(von Hippel-Lindau tumor suppressor), 췌장암 등과 관련된 MEN1(multiple endocrine neoplasia type 1), 갑상선 수질암과 관련된 RET(ret proto oncogene) 유전자 검사를 받았을 것이다. 이들은 주로 2010년대 중반에 이루어지던 가족성 암 증후군에 대한 원인 유전자 검사다.

친족 가운데 2명 이상 같은 암이나, 유방암과 난소암처럼 서로 관계가 깊은 암 진단을 받는 경우 '가족성 암'이나 '유전성 암'일 가능성이 있다. 40세 이하 젊은 나이에 암에 걸린 사람이 있거나, 유전 가능성이 높은 희귀암(남성형 유방암, 갑상선 수질암 등)을 진단받은 사람이 있는 경우도 마찬가지다. 이때 가족성 암 또는 유전성 암인지 확인하려면 유전자 검사를 받는 것이 좋다. 2022년을 기준으로 보면 훨씬 더 많은 수의 유전자를 검사하며, 500여 개의 정도의 유전자를 대상으로 하는 암 유전체 검사가 보편화되었다.

A씨가 검사를 마치고 결과를 받아볼 때까지 6개월에서 1년 정도 걸렸다고 했다. 췌장암의 경우 병기가 빠르게 진행되는 편인데, 암 진단을 받고 이르면 2년 안에 환자가 사망하기도 한다. 그런데 6개월 후에 검사 결과가 나온다? 환자가 받아들이기 어려운 일이다.

한편 암이 빠르게 진행될 수 있다는 조건은, 암 치료 과정에 영향을 준다. 외과적 수술과 항암 치료는 환자와 환자 가족 입장에서는 폭풍처럼 지나간다. 한 번도 경험하지 못했던 복합적이고 강력한 치료 과정들이 빠르게 진행되는데, 이 과정에서 의료진과 충분한 소통을 나누기는 현실적으로 어렵다. 한국의 의료 시스템과 문화가 환자에게 친절하지 못한 점이 있지만, 이를 모두 시스템과 문화 탓으로만 돌릴 수는 없다. 실제로 강력한 치료를 빠르게 진행해야 하는 상황에서 친절하고 자세히 설명할 시간을 갖지 못할 수 있다.

그러나 이 모든 것을 넘어서는 본질적인 문제가 있다. 2022년을 기준으로 해도 암 유전체 검사가 '모르겠다'는 답변을 내놓는 것이 이상하지 않다는 점이다. 검사라고 하면 0과 1 사이에서 답을 내는 것이 상식이다. 이 범위를 벗어나면 신뢰가 무너진다. '모르겠다'는 0와 1을 벗어나는 대답이다. 이렇게 답을 할 수밖에 없는 이유는, 아직 암 유전체에 대해 모르는 것이 많기 때문이다. BRCA 유전자로 돌아가보자.

BRCA 유전자에 대한 돌연변이 연구는 암 유전체 연구에서 가장 성공적인 편이다. BRCA 유전자를 이루고 있는 81,000여 개 염기서열 가운데 실제 단백질을 만드는 염기서열(CDS, coding sequence)은 약 6,000개 정도다. 그리고 이 6,000여 개 가운데 2022년 현재 암과 관계가 밝혀진 것은 3,800개 정도다.[4] 나머지 2,200개 정도의 염기서열에 대해서는 암 발생과 직접적인 연결고리를 찾지 못했다. 2,200여 개의 염기서열이 암과 관계되어 있지 않을 수도 있다.

한편 암이라는 질병이 가진 극단적인 확률의 문제 또한 '모르겠다'는 답을 내놓게 만든다. 사람은 1개의 세포(수정란)에서 시작한다. 그 세포 1개가 분열에 분열을 거듭해 성인의 몸을 이루는 약 30조 개의 세포가 된다. 성인이 된 다음에도 소화기관, 피부를 이루는 세포와 적혈구나 백혈구를 만드는 조혈모 세포 등은 계속 분열한다. 이 횟수까지 더하면 한 사람 몸에서 평생 세포분열이 약 1경(10^{16}) 번 정도 일어난다. 세포가 분열할 때 DNA가 복제되니까, 사람의 일생은 DNA를 구성하고 있는 30억 개의 염기서열을 모두 1경 번 복제하는 프로젝트다.

가늠하기 어려울 정도로 방대한 프로젝트가 아무 문제 없이 진행되기는 어렵다. 오류가 생길 것을 가정하고 대책을 마련해야 한다. 따라서 DNA 복제 과정에서 오류가 생기지 않도록 만드는 장치, 오류가 생겼을 때 제거하는 장치가 있어야 한다. 이런 장치가 없다면 거의 모든 사람은 초등학교에 입학하기도 전에 암에 걸릴 것이다.

BRCA 유전자도 오류를 막는 역할과 관계가 있다. 단 BRCA 유전자만 DNA 복제 오류를 막고 제거하는 일에 참여하는 것은 아니다. 사람의 유전자 가운데 ATM(ataxia telangiectasia mutated), ATR(ataxia telangiectasia and Rad3), PALB2(partner and localizer of BRCA2) 유전자 등 약 30여 개 유전자가 이런 일에 관계되어 있다. 여러 팀이 같은 목적으로 움직이니 든든하다. 하나가 망가지면 나머지가 보완을 해주는 등 서로 협업을 하기도 하는데, 매우 복잡한 과정을 거쳐 DNA 복제 오류를 막는 일을 함께 수행한다.

문제는 이들의 협업 메커니즘이 너무 복잡하고, 우리는 이 복잡한 과정을 모두 알지 못한다는 점이다. 이들이 팀워크를 발휘해 일을 잘 해나갈 때는 문제가 없지만, 어딘가에 문제가 생기면 암을 막지 못할 확률이 점점 높아진다. 대책을 마련해야 하지만, 메커니즘이 복잡하니 어디를 어떻게 손보면 되는지 아직은 모르는 게 많다.

질문 3. 가족력?

A씨가 암 진단을 받고 치료에 들어갔을 때 A씨의 아버지도 암 진단을 받았다. 그리고 얼마 지나지 않아 가까운 친척도 암 진단을 받았다. 이는 A씨만의 일은 아니다. 가족과 친척 가운데 암 환자가 없는 경우를 찾기는 어렵다. 그리고 이런 사건들이 '가족력'이라는 개념을 잘못 받아들이게끔 이끈다. 가족과 친족이 유전자를 공유하는 공동체라면, 이 '공동체 안에서 암을 일으키는 유전자가 돌아다니고 있다'는 오해다. 분명 부모 세대로부터 자녀 세대로 DNA에 실려서 전해지는 암이 있지만, 이런 암은 드물다. 그럼에도 암은 DNA 변이 때문이라는 점과 유전이라는 두 가지 개념이 서로 섞이면서 오해를 불러일으킨다.

답변 3. 치료법!

가족이 아닌 종(種)의 문제다

유전자가 가진 이미지에는 '결정론'이 있다. 더 구체적으로 말하면 '가족력'에 대한 오해다. 암 환자의 가족들이 모두 유전자 검사를 받는 경우가 가끔 있다. 암은 DNA 돌연변이 때문에 생기고 DNA는 유전되니까, 암도 유전될 것이라는 생각의 흐름에서 내리는 결정이다.

그러나 암 그 자체가 유전되는 경우는 전체 암 발병 가운데 5% 정도로 드물다. 미국에서 통계를 내보니 질병이라는 결과에 유전자가 미치는 영향은 30% 정도였고, 생활습관과 환경이 60%를 차지했다. 이는 기대수명보다 일찍 사망하는 사람들이 어떤 이유로 사망했는지를 분석한 결과다.[5]

가족력은 질병이 유전자를 타고 다음 세대로 옮겨가는 것을 포함해서, 더 넓은 의미를 지닌다. 가족은 비슷한 환경에서 오랫동안 함께 지냈을 확률이 높으며, 이로 인해 특정 질병에 걸릴 확률도 함께 높아질 수 있다.

이를 확인해보는 것이 가족력이다.

가족력을 보는 대표적인 질병으로 고혈압이나 당뇨병, 심혈관계 질환이 있다. 짜게 먹는 집이 있고, 싱겁게 먹는 집이 있다. 어떤 집은 식구들이 모두 운동과 야외 활동을 즐기는가 하면, 어떤 집은 신체 활동보다는 책을 읽고 영화를 보는 것을 즐긴다. 집안사람들 가운데 담배를 피우는 사람이 많다면, 담배를 피우지 않는 가족도 간접흡연을 한다. 가족이 비슷한 생활습관을 갖고 있고, 비슷한 환경에 비슷한 수준으로 오랫동안 노출되었다면, 가족 구성원 가운데 누가 질병에 걸렸을 때 다른 가족 구성원 또한 비슷한 질병에 걸릴 확률이 높을 것이라는 관점이 가족력이다. 가족력 개념에 유전이 없는 것은 아니지만, 가족력 안에 유전만 있는 것도 아니다.

한국에서 항암 치료를 받고 있거나 항암 치료를 받았던 적이 있는 환자는 200만 명 정도다. 전체 인구 25명 당 1명으로, 암은 매우 가까이에 있다. 이런 조건에서 암을 가족력으로 접근하는 것은, 정교한 연구의 관점이 아니라면 의미를 두기 어려워 보인다. 가족력 대신 거의 모든 사람이 암에 걸릴 것이라고 여기고 그에 따른 대책을 마련하는 것이 낫다.

    오히려 암을 이해하는 데 필요한 개념은 확률이다. 같은 환경에 노출된 인구집단 내에서 돌연변이는 누구에게나 일어날 수 있기 때문이다.[6] 존스홉킨스대학에서 암 유전체를 연구하는 토마세티(Cristian Tomasetti)와 보겔스타인(Bert Vogelstein)은 18종류 암에 대해 68개국 423명의 줄기세포를 분석했다. 그 결과 77%의 돌연변이는 세포분열 과정에서 생긴 오류에 의한 것이었고, 18%가 흡연과 같은 환경 인자가 작용했으며, 가족력은 5%였다. 세포분열 과정에서 발생하는 오류는 누구에게나 일어날 수 있는 일이다. 통계적으로 보면 분석 단위가 되는 인구집단이 확률을 공유하고 있는 셈이다. 나를 포함한 전체 인구 가운데 누군가는 반드시 암에 걸리게 되어 있다는 뜻이다. 따라서 암을 가족력 프레임에 가두는 것은 적당하지 않고, 사회가 암이라는 문제를 함께 고민하는 것이 옳다. 암은 가족력이라기보다는 사회력에 가깝다.

치료에 실질적인 도움 1. 화학항암제_효과적 치료

아직 연구할 것이 많은데, 즉 아직 모르는 것이 많은 암 유전체 검사를 받을 필요가 있을까? 암 유전체 검사를 받고, 암 유전체를 분석하는 것은 지금 당장 환자에게도 의미가 있는 일이다. 우선 암 치료 과정을 살펴보자.

암 환자가 처방받는 대표적인 항암제로 화학항암제가 있다. 화학항암제는 세포가 분열하는 과정에 개입한다. 화학항암제의 주요 성분은 독소루비신(doxorubicin), 사이클로포스파마이드(cyclophosphamide)나 파클리탁셀(paclitaxel) 같은 화학물질이다. 이 화학물질들은 세포가 분열할 때 DNA 복제가 제대로 되지 않게 망치거나, 복제된 염색체가 둘로 나누어지는 과정을 방해한다. 그 결과 세포가 정상적으로 분열하지 못한다. 암세포는 무한히 분열하는데, 이 과정에서 정상 세포가 사용해야 하는 영양분 등을 빼앗는다. 자원을 뺏긴 정상 세포로 이루어진 조직과 기관은 제대로 기능하지 못하고 결국 신체 기능에 문제가 발생해 환자가 사망한다. 따라서 암세포가 분열하지 못하게 해서, 환자의 신체 기능에 문제가 생기는 것을 막는 원리다.

그런데 화학항암제를 이루고 있는 화학물질이 환자 몸속으로 들어왔을 때, 암세포 분열만 막지 않는다. 분열하는 세포에 모두 영향을 준다. 활발하게 분열하는 세포들, 예를 들어 머리카락을 자라게 하는 모근 세포나 손톱을 자라게 하는 세포도 화학항암제의 영향을 받는다. 소화기관의 상피세포도 세포분열을 많이 한다. 하루 세 번 꼬박꼬박 자극적인 음식물에 노출되면서 소화기관 상피세포가 손상되기 때문에 새로운 세포가 늘 필요하다. 혈액세포는 어떨까? 적혈구와 백혈구 같은 혈액세포도 주기적으로 계속 만들어지는데, 혈액세포는 조혈모세포가 만든다. 그리고 화학항암제는 조혈모세포에도 영향을 준다.

화학항암제의 대표적인 부작용은, 이렇게 활발하게 세포분열이 일어나는 곳에서 나타난다. 모근 세포의 분열을 방해하니 머리카락이 빠지기만 할 뿐 자라지 않아 탈모가 일어나고, 손발톱이 빠지기도 한다. 소화기관의 점막 상피세포 재생이 더뎌 음식을 제대로 먹기 어려

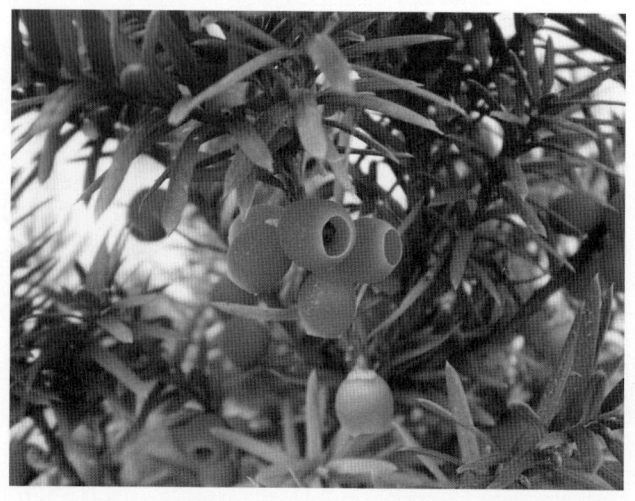

화학항암제로 쓰이는 약물 가운데 하나인 파클리탁셀(paclitaxel)은 주목(朱木)이라는 나무에서 추출하던 물질이다. 파클리탁셀은 세포분열 과정을 방해하는데, 덕분에 암세포의 분열도 방해할 수 있다. 암세포는 무한하게 분열하는 특징이 있으므로, 파클리탁셀은 항암 효과를 보일 수 있는 것이다. 주목 나무와 열매(위), 파클리탁셀의 분자식(왼쪽)

위지고, 먹는 음식이 잘 소화되지 않는다. 화학항암제는 조혈모세포에도 영향을 주고, 백혈구세포가 만들어지지 못해 면역 시스템이 원활하게 작동하지 못하게 만들기도 한다.

화학항암제는 암세포뿐만 아니라 분열하는 모든 세포에 영향을 준다. 따라서 화학항암제가 정상 세포에 영향을 주어 생기는 부작용만 잘 이겨낼 수 있다면, 어쨌건 암세포도 더 이상 분열하지 못할 테니 암은 치료되어야 한다. 그런데 환자가 정상 세포에 생기는 부작용을 견뎌낸다고 해도, 화학항암제의 치료 효과가 잘 안 나타나는 경우가 있다. 이유는 여러 가지다. 세포사멸을 막는 유전자가 활성화되거나, DNA 손상을 복구하는 유전자와 약물을 배출하는 유전자 활성이 증가하면 화학항암제가 효과를 나타내기 힘들다.[7]

세포가 분열할 때 DNA 복제가 잘못되면 세포가 스스로 알아서 죽기도 한다. 이런 현상을 세포사멸(apoptosis)이라고 한다. 세포사멸에는 TP53(tumor protein p53), RB1(retinoblastoma protein 1) 유전자 등이 관여하는데, 여기에 변이가 생기면 세포사멸이 잘 일어나지 않는다. 화학항암제를 이루고 있는 화학물질은 암세포 안으로 들어가 세포가 분열하는 과정을 방해한다. 이렇게 되면 암세포는 불완전하게 분열한 상태가 되므로 세포사멸이 일어나야 한다. 그런데 암세포 가운데 세포사멸을 일으키는 유전자 활성이 줄어들어 있거나 세포사멸을 막는 유전자가 활성화된 암이 있다. 이 경우 화학항암제에 의한 세포사멸 효과가 떨어진다. 오히려 화학항암제가 죽이지 못한 암세포에 더 많은 DNA 변이가 일어나면서 더 복잡한 형태의 돌연변이를 가진 암으로 진행하게 된다.

DNA 손상을 복구하는 유전자가 정상적으로 기능하는 암세포도 화학항암제가 잘 듣지 않을 수 있다. DNA 손상을 복구하는 유전자는 BRCA1을 포함해서 ATM, ATR 등이다. 그런데 암세포에 DNA 손상을 복구하는 이들 유전자가 활성화되어 있는 경우가 있다. 이런 환자에게 암세포의 DNA 복제를 방해하기 위해 화학항암제가 투여되면 어떤 일이 벌어질까? DNA 손상에 반응하여 ATM, ATR 단백질이 활성화된다. 계획대로라면 암세포의 DNA 복제를 방해해 암세포 자체를 사멸시킬 것이었는데, BRCA1/2, PALB2, RAD51(RAD51 recombinase), PARP(poly [ADP-ribose] polymerase) 등이 망가진 암세포의 DNA를 열심히 고친다. 결국 암세포는 살아남아 분열에 성공한다.

세포 입장에서 외부 물질에 노출되는 것은 위험한 상황으로 이어질 가능성이 높아진다는 뜻이다. 따라서 정상 세포는 세포 안으로 외부 물질이 들어오는 것에 대비할 필요가 있다. 세포막에서 물질의 이동을 조절하는 단백질 중에 하나인 ABCB1(ATP binding cassette subfamily B member 1)은 세포 안으로 들어온 외부 물질을 세포 밖으로 내보내는 역할을 한다. 그런데 화학항암제도 세포 입장에서 보면 외부 물질이다. 세포 안으로 들어오면 세포 밖으로 내보내는 일을 해야 하는데, 암세포에서 이러한 유전자 발현양이 늘어나는 경우가 있다. 이럴 때 암세포에 들어간 화학항암제는 암세포 밖으로 배출되며, 약효는 떨어진다.

화학항암제는 세포분열을 방해하는 메커니즘으로 암세포를 공격하지만, 똑같이 정상 세포의 세포분열도 방해한다고 했다. 그리고 정상 세포의 분열을 방해하는 것이 환자를 매우 고통스럽게 만드는 부작용으로 나타난다. 문제는 화학항암제를 투여받으면 정상 세포의 분열을 방해해 부작용이 일어나는데, 정작 암세포는 계속 분열하는 경우다. 만약 암 유전체 검사로 환자가 가진 암 유전체의 특성을 파악할 수 있다면, 즉 화학항암제가 잘 안 듣는 변이를 가진 환자라면, 고통스러운 화학항암제가 아닌 다른 치료 전략을 선택할 수도 있을 것이다. 적어도 암 유전체가 가진 특성을 피해서 암세포를 공격할 수 있게 여러 가지 메커니즘의 화학항암제를 섞어서 투여해 치료 효과를 보는 것도 가능할 것이다.

치료에 실질적인 도움 2. 표적항암제_치료제 개발

표적항암제는 암 유전체 연구와 직접 관계가 있다. 표적항암제에서 '표적'은 '특별한 암 유전체 변이를 표적으로 한다'는 뜻이다. 따라서 표적항암제는 암환자가 갖고 있는 특별한 암 유전체 변이에 영향을 주어 암을 치료하는 항암제다. 표적항암제를 처방하려면 환자의 암 유전체 검사로 암 유전체에 어떤 변이가 있는지, 그것이 어떤 문제를 일으키는지 살펴봐야 한다.

EGF(epidermal growth factor)는 세포가 성장하는 데 관여하는 단백질이다. 세포 표면에는 EGF와 결합할 수 있는 EGFR(epidermal growth factor receptor)이 발현되어 있다. EGF가 EGFR에 결합하면 EGFR이 변화를 일으킨다. EGFR의 변화는 세포 안에 있는 RAS(proto oncogene, GTPase)/RAF(proto oncogene serine/threonine kinase) 단백질을 변화시키고, RAS/RAF 단백질은 MAPK(mitogen activated protein kinase) 단백질을 변화시킨다. 이후에도 단백질들 사이에서 연쇄적 변화가 일어나는데, 이는 세포가 성장할 수 있게 하는 신호로 작용한다.

세포가 잘 성장하는 것은 생물체에 중요한 문제지만, 지나치게 성장하지 않는 것도 중요한 문제다. 이런 이유에서 정상적인 세포에는 EGFR이 많지 않다. 그런

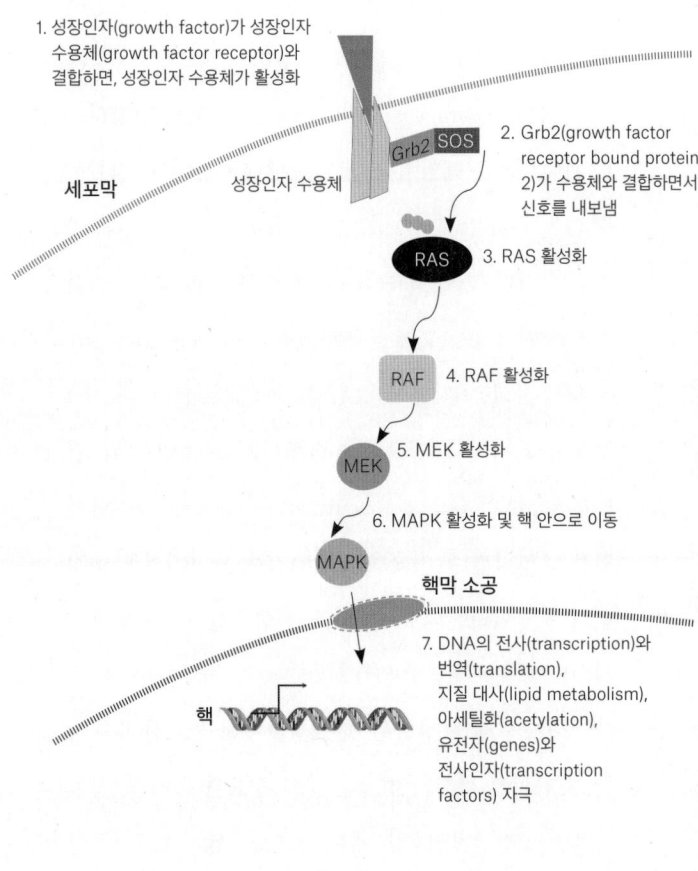

게피티닙(gefitinib) 엘로티닙(erlotinib) 라파티닙(lapatinib)

아이코티닙(icotinib) 아파티닙(afatinib) 오시머티닙(osimertinib)

출처: do Amaral, D.N., Lategahn, J., Fokoue, H.H. et al. A novel scaffold for EGFR inhibition: Introducing N-(3-(3-phenylureido)quinoxalin-6-yl) acrylamide derivatives. Sci Rep 9, 14 (2019). https://doi.org/10.1038/s41598-018-36846-7

게피티닙, 엘로티닙, 라파티닙, 아이코티닙, 아파티닙, 오시머티닙은 모두 EGFR(상피세포 성장인자 수용체)의 기능을 억제해서 암세포가 자라는 것을 막는, 표적치료 약물로 사용할 수 있는 표적항암제의 구성성분이다. 세포 표면에 있는 성장인자 수용체가 활성화되면 세포 안의 여러 신호 전달 체계에 따라 세포분열을 촉진한다. 어떤 암세포 표면에는 성장인자 수용체가 정상 세포보다 많이 발현되어 있으며, 이로 인해 암세포가 끊임없이 자라게 된다. 따라서 이 신호 전달 체계의 어느 한 부분을 타깃하는 물질을 암 환자에게 투여하면 암세포의 분열을 막을 수 있다. 이것이 표적항암제의 기본적인 원리다. 이를 거꾸로 보면 표적항암제가 효과를 나타낼 수 있을 것인지 알아보기 위해서는, 해당 암세포의 성장인자 수용체 정보를 파악하는 것이 중요하며, 이는 암세포의 유전체를 검사해 확인할 수 있다.

데 어떤 암세포는 EGFR을 정상 세포보다 많이 발현한다. EGFR이 많으면 EGF와 더 많이 결합하고, 더 많이 결합하면 세포를 성장시키는 신호를 더 많이 내보낸다. 세포가 비정상적으로 많이 자라게 되는데, 이렇게 비정상적으로 많이 자라는 세포를 암세포라고 부른다. 연구자들은 암세포에 비정상적으로 많은 EGFR을 저해하는 엘로티닙(Erlotinib), 게피티닙(Gefitinib)과 같은 약물을 개발했다.

그런데 모든 암 환자의 암세포에서 EGFR이 많이 나타나는 것은 아니다. 따라서 모든 암 환자에게 엘로티닙이나 게피티닙이 잘 듣는 것도 아니다. EGFR을 많이 발현하는 암세포를 가진 환자에게 이런 약물이 효과를 볼 것이기 때문에 EGFR을 비정상적으로 많이 발현하는 경우를 찾아야 한다. 이때 암 유전체 검사가 필요하다. EGFR을 비정상적으로 많이 발현하게끔 변이를 일으킨 유전자를 환자에게서 찾아내면, 이 환자에 엘로티닙이나 게피티닙을 투여했을 때 치료 효과를 기대할 수 있을 것이다. 만약 EGFR 변이를 일으킨 유전자가 없다면 엘로티닙, 게피티닙의 치료 효과는 적을 것이다. EGFR과 암, EGFR 유전자의 변이를 찾아내는 검사와 처방할 수 있는 약물 개발은 암 유전체 연구의 가치와 미래를 잘 보여준다.

암 유전체 변이에 대한 지식과 정보가 늘어나면서 표적항암제 개발도 늘었다. 2018년을 기준으로 보면 연구자들은 약 719개의 유전자가 암 발생에 관여한다는 것을 확인했다.[8] 이 가운데 578개 변이에 대한 메커니즘을 확인하고, 다시 표적항암제로 쓸 수 있는 항체 물질 28개, 화학물질 43개가 미국 FDA로부터 허가받았다.[9]

그런데 표적항암제에도 한계가 있다. 암 유전체에 나타나는 변이를 타깃해서 공격해도 100% 암이 치료되는 것은 아니다. 특정 유전자 변이의 기능을 억제해 세포 성장을 억제하면, 이와 비슷한 기능을 하는 다른 유전자가 활성화되는 방식으로 변이를 일으킨 암세포가 살아남아 다시 몸집을 키워나간다.

계속되는 암세포의 변이에 맞서 연구자들은 EGFR을 저해하는 치료제를 1세대, 2세대를 거쳐 3세대까지 개발했다. 만약 암 유전체 분석으로 암세포 변이를 지금보다 더 정확하게 알 수 있다면 어떨까? 단순하게 'EGFR 변이가 있다'가 아니라, 'L858R 변이가 30%, T790M 변이가 5% 있어 1세대 저해제가 아닌 3세대 저해제를 사용해야 내성이 생기기 전에 암세포를 없앨 수 있다'는 정도로 정교하게 전략을 세울 수 있을 것이다.

환자에 따라 암 유전체 변이는 다르다. 이런 이유로 같은 치료법을 써도 환자마다 치료 효과가 다르다. 그러니 암 유전체가 다르다는 것을 전제로 암 유전체 검사를 하고, 환자의 몸에서 벌어지고 있는 암의 양상에 따라 최적화된 치료제를 처방할 수 있다면 더 많은 암 환자를 살릴 수 있을 것이다. 물론 암 유전체 데이터, 치료제와 치료 효과에 대한 데이터가 많이 쌓이면 쌓일수록 더 정확한 처방을 내릴 수 있을 것이다.

치료에 실질적인 도움 3. 면역항암제_싱글셀 분석

화학항암제, 표적항암제에서 암 유전체 검사가 의미 있다면, 면역항암제에서는 어떨까? 우리 몸의 면역 시스템에는 암을 없앨 수 있는 대책이 원래 있다. 만약 선별 검사(건강검진)에서 암이라는 진단이 나오지 않았다면, 암을 없애는 면역 시스템이 원활하게 작동하고 있다는 뜻으로 해석할 수 있을 정도로 면역 시스템은 효과적이고 강력하다.

암세포와 면역 시스템 사이에는 서로 맞물려 도는 관계(암 면역 주기, cancer immunity cycle)가 있다. 암세포가 끊임없이 분열하고 증식하지만, 그래도 일부는 죽는다. 이렇게 죽은 암세포는 면역 시스템에 노출된다. 면역은 원래 자기 몸에서 만들어지는 것과 자기 몸에서 만들어지지 않는 것을 구분하고, 자기 몸에서 만들어지지 않는 것을 없앤다. 즉 면역은 자기 몸에서 만들어지지 않고 몸 밖에서 들어온 바이러스나 박테리아 등을 없애는데, 이는 감염 등으로 인해 생명 활동이 위험해지는 것을 막는 역할을 한다. 면역 시스템은 암세포도 자기 몸에서 만들어지지 않은 것으로 분류하고 없앤다. 면역 시스템은 암세포가 만든 새로운 단백질에 대한 정보를 면역세포인 T세포(T cell)에 탑재한다.

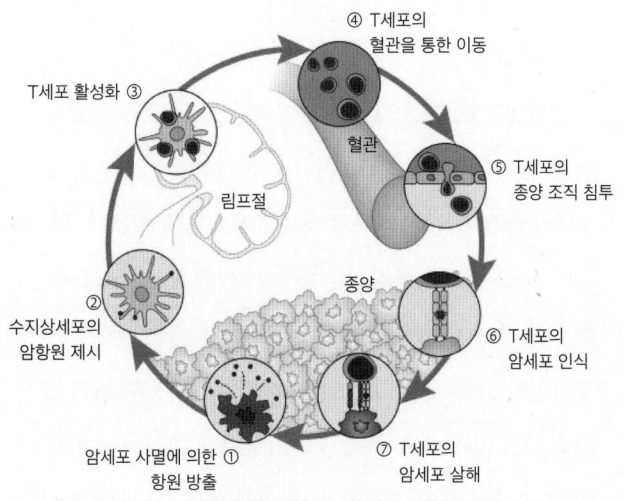

암-면역 사이클
[출처: D.S. Chen, and I. Mellman, Oncology meets immunology: the cancer-immunity cycle, *Immunity* 39, 1 (2013).]

이제 암세포가 만든 새로운 단백질을 인식하는 T세포가 암세포를 찾아내 없앤다. T세포의 공격을 받은 암세포는 깨지는데, 이렇게 깨진 암세포 조각들이 면역 시스템에 또 노출된다. 면역 시스템은 자기 몸에서 만들어지지 않은 물질이 더 늘어난 것으로 보고, 암세포 조각들에 대한 정보를 더 많은 T세포에 탑재한다. 더 많은 T세포가 암세포를 없애는데, 이 과정이 되풀이되면서 암은 사라진다. 이를 정상적인 암 면역 주기라고 부른다. 암 면역 주기가 정상적으로 작동하고 있다면 암이 생겨도 잘 자라지 못하고, 아예 없어지기도 한다. 반대로 암 면역 주기에 문제가 생기면 암이 자랄 수 있는 환경이 갖추어진다.

암 면역 주기에 문제가 생기는 원인 가운데는, 면역세포가 일을 시원치 않게 하는 경우가 있다. 원래 면역 시스템의 힘은 너무 강력해, 자칫 자기 스스로를 죽일 수도 있다. 예를 들어 류마티스 관절염 같은 치명적인 자가면역질환은 면역 시스템이 자기 자신을 공격하기 때문에 생기는 질환이다. 따라서 면역 시스템은 바

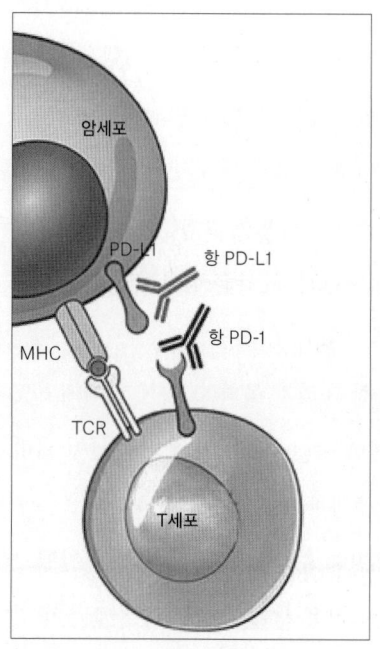

면역항암제는 암세포와 면역 세포 사이의 관계에 집중한다. 암세포 표면에 있는 PD-L1과 T세포 표면에 있는 PD-1 단백질이 결합하면, T세포는 암세포를 정상 세포로 보고 없애지 않는다. 면역항암제는 PD-L1과 PD-1 단백질이 결합하지 않도록, 각각의 단백질과 결합하는 항체를 개발하는 것에서 시작했다.

이러스, 박테리아, 암세포를 강력하게 공격하는 것과 더불어 함부로 아무 곳에나 공격력을 발휘하지 않도록 균형을 잡아야 한다. 이에 대한 대책이 면역관문(immune checkpoint)이다.

면역관문은, 정상 세포가 발현하는 특정한 단백질을 확인하면 면역 시스템이 가동되지 않는 메커니즘이다. 즉 면역 시스템을 가동시키기 위한 관문(스위치) 역할이다. 그런데 암세포 가운데 정상 세포가 발현하는 이 특정한 단백질을 많이 발현하게끔 유전자 변이가 일어나는 경우가 있다. 이렇게 되면 면역 시스템은 암세포를 정상 세포로 인지해 공격하지 않는다. 암이 쉽게 자랄 수 있는 환경이 갖추어지는 것이다.

우리 몸의 면역 시스템은 암을 없애는 기능을 기본적으로 가지고 있는데, 어떤 이유로 그 기능이 작동하지 않았을 때 암이 진행될 수 있다. 따라서 면역이 작동하지 않게 만든 바로 그 '어떤 이유'를 없애거나, 면역세포가 암세포를 더 정확하게 인식할 수 있도록 조작하는 방식으로 암을 치료할 수 있다는 것이 면역항암제의 아이디어다.

　면역항암제의 효과는 놀라웠다. 말기암 환자에게 처방하자 완치에 가까운 결과가 나타나기도 했다. 그러나 면역항암제도 '만능'은 아니었다. 심지어 어떤 경우에는 면역항암제를 처방받은 환자가 심한 부작용으로 사망하기도 했다. 이렇게 치료 결과와 부작용을 예측하기 어려웠지만, 면역항암제는 놀라운 효과를 보여주기도 하는 매우 비싼 약이었다. 만약 면역항암제가 잘 듣는 암 환자만 따로 찾아낼 수 있다면 어떨까? 연구자는 '만약에'라는 단어에 유혹되는 사람들이다. 연구자들은 '만약'을 '가능과 현실'로 바꾸려고, '아이디어와 기술'에 몰두한다.

　암 치료 효과는 뛰어나지만 전혀 치료 효과가 없거나 치명적인 부작용이 나타나기도 하는 문제, 게다가 미국 기준으로 수십 만 달러 정도 들어가는 비싼 약값 등은 면역항암제가 잘 듣는 환자를 꼭 찾아내야 하는 이유가 되었다.

　연구자들은 환자에게서 얻은 암 조직을 분석했

고, 면역항암제의 치료 효과를 예측할 수 있는 표지(marker)를 찾으려 했다. 암세포 표면에 발현되어 있는 CTLA4(cytotixic T-lymphocyte associated protein 4)나 PD-L1(programmed cell death ligand 1)과 같은 단백질이 면역 시스템의 T세포와 결합하거나 결합하지 않으면서 면역항암제가 암 치료 효과를 낸다는 점에서, 암세포 표면에 발현되어 있는 단백질은 표지가 되기에 적당했다. 연구자들은 이와 같은 생체표지(bio marker)로 면역항암제의 치료 효과를 예측하려고 했고, 어느 정도 성과를 냈다.

그러나 암은 그렇게 호락호락한 상대가 아니다. 연구자들이 집중했던 생체표지, 즉 바이오마커들은 면역항암제를 투여했을 때 효과가 있을지 없을지에 대해 가늠할 수 있게 해주었다. 그런데 다음이 문제였다. 면역항암제 투여로 어느 정도 치료가 되었다고 판단해도 암이 재발하고 전이되는 문제를 완전히 해결할 수는 없었다. 이는 면역항암제 투여를 위해 환자의 암 조직을 떼어내 바이오마커를 찾는 방식과 관계가 있었다.

면역항암제를 처방하기 위해 확인하는 바이오마커 가운데 T세포 표면에 있는 PD-1(programmed cell death protein 1) 단백질과 암 세포 표면에 있는 PD-L1 단백질이 있다. 그런데 암 조직에는 암세포와 T세포만 있지 않다. 암세포를 찾아온 대식세포, B세포와 같은 면역세포도 암 조직에 있다. 또한 섬유아세포, 세포가 산소와 영양분을 공급받으려 새로 만든 혈관 조직 세포 등 여러 종류의 세포가 복잡하게 섞여 있다. 이를 종양미세환경(tumor microenvironment, TME)이라고 부른다. 암세포가 자라는 등의 상황은 이런 TME를 이루고 있는 여러 세포들의 비율과 상호작용, 기능에 의해 결정된다. 지금까지는 이렇게 복잡한 환경을 하나하나 구분해서 볼 수 없었다.

그런데 암 유전체학은 불가능했던 것을 가능할 수도 있게 해준다. 그리고 싱글셀(single cell) 분석이라는 영역이 등장해 상상을 현실에 가깝게 만들어준다. 싱글셀 분석은 개별 세포를 하나씩 분석하는 것이다. 즉 암 조직을 이루는 세포의 종류를 구분하고, 개별 세포를 하나씩 분석해, 암이 어떤 환경을 이루고 있는지를 밝힌다. 암세포는 어떤 상태고 면역세포는 어떤 상태인지 확인해, 면역항암제를 어떻게 처방했을 때 치료 효과를 더 높이고 재발과 전이를 막을 수 있을지 따져보는 것이다.

만약 싱글셀 단위로 분석된 암 유전체 데이터, 암 환자의 치료 데이터를 수십 만 건 정도 모을 수 있고 연구할 수 있다면 새로운 풍경을 만들 수 있을지도 모른다. 암 진단을 받은 환자에게 암 유전체 검사를 싱글셀 수준으로 진행한다. 가장 비슷한 상태였던 환자의 유전자 변이 데이터를 찾고, 이 경우 가장 좋았던 치료 프로토콜까지 찾는다. 이 치료 프로토콜로 환자를 치료하면 환자의 생존 기간은 늘어날 것이고, 독한 항암치료 부작용으로 힘들어 하는 대신 좀더 나은 질의 삶을 누릴 수 있을 것이다.

과학자의 상상은 여기서 끝나지 않는다. 새로운 환자의 치료 데이터는 다시 연구 데이터로 활용되며 정보는 점점 더 정교해질 것이다. 이는 치료제 개발에도 적용될 수 있는데, 환자 개개인의 특별한 암 환경에 특화된 치료제 개발도 가능해질 것이다. 당뇨나 고혈압처럼 암도 개인별로 관리 가능한 질병으로 그 위치를 바꾸는 것이다.

질문 4. 그래도 아직은?

A씨는 어릴 때부터 건강한 생활습관을 지켰다. 꾸준한 운동과 신선식품 중심의 식습관은 의학 교과서에 소개될 수 있을 만큼 모범적이었다. A씨는 암 진단을 받기 전까지는 라면 같은 가공식품도 일부러 먹지 않았다. 오히려 항암 치료를 할 때 떨어진 식욕을 돋우기 위해 라면을 가끔 먹는 정도였다.

그러나 지금은 의도적으로 가공식품을 피하지 않는다고 했다. 건강한 생활습관을 지키기 위해 노력했지만 암이 찾아왔다. 여기에 더해 암과 DNA에 대한 이야기나 확률에 대한 이야기를 들으니, 오히려 결정론적인 생각이 더 들었다. 암 유전체 검사로 얻을 수 있는 혜택에 비하면 여전히 단점이 많다고 느낀다.

답변 4. 그럼에도!

A씨가 생각과 행동을 바꾼 것은 당연했다. A씨는 암 유전체 진단 결과와 의미에 대해 잘 이해할 수 없었고, 그에 따라 판단과 행동을 바꿨을 것이다. 유전자 검사와 사람의 판단과 행동 사이의 관계는 비만 클리닉을 방문했던 B씨의 사례에서 엿볼 수 있다.

B씨는 겉으로 보기에 비만을 걱정할 정도가 아니었지만, 아주 오랫동안 강한 다이어트를 하고 있다고 했다. 클리닉을 찾은 이유를 물으니 '비만이 될까봐 너무 걱정'이라며 다이어트를 멈추기 어렵다고 했다. 가족들이 모두 비만이라 본인 또한 비만 환자가 될 지도 모른다는 걱정 때문이었다. 평생토록 다이어트를 하면서 살아왔고, 그럼에도 비만이 될 것이 걱정이어서 클리닉을 찾았다고 했다. B씨는 불안 속에서 살고 있었다.

B씨는 유전자 검사를 받았다. FTO(fat mass and obesity associated) 유전자를 확인하는 검사였다. FTO 유전자는 알파 케토글루탄산 의존성 이산화효소(alpha-ketoglutarate dependent dioxygenase)라는 대사효소 단백질을 만들어낸다. 이 단백질은 뇌, 지방조직, 근육조직에서 유전자 발현을 조절해 에너지 대사에 영향을 미친다.[10]

FTO 유전형은 두 가지다. rs9963609라는 위치의 염기서열이 T인지 A인지에 따라 FTO 유전자의 활성이 달라진다. 이는 전반적인 에너지 대사 조절에 차이를 불러온다. 한국인을 대상으로 한 연구에서 A 유전형을 가진 경우가 약 24%였고 나머지는 모두 T 유전형으로 밝혀졌다. 그런데 A 유전형인 사람에게서 체질량 지수, 혈당 등이 높았다.[11] 그리고 이는 비만과도 관계가 있었다. FTO 유전자 유형에 따라 비만을 유도할 확률이 높아지는 것이다.

검사 결과 B씨는 FTO 유전자가 A 유전형으로 비만 위험도가 높았다. 그런데 식탐을 유도하는 MCR4R

(melanocortin 4 receptor), LEP(leptin) 유전자 변이가 없었다. 식탐 유전자는 식욕과 관련된 호르몬 단백질을 만드는데, 뇌를 자극해서 더 많은 에너지를 섭취하도록 행동을 유도한다. 결과적으로 FTO 유전자가 A 유전형으로 비만이 될 확률이 높지만, 식탐을 유발하는 유전자 변이가 없었던 덕분에 식사량을 조절하는 다이어트를 꾸준히 할 수 있었던 것이다.

검사 결과에 대한 설명을 들은 B씨는 한쪽으로는 안심하고, 다른 한쪽으로는 결심했다. B씨는 비만 환자가 될지도 모른다는 불안을 덜었다. 식탐 유전자가 없어 식사량을 스스로 조절할 수 있다는 이야기를 들었기 때문이다. 그리고 생활에서 다이어트를 절대 놓지 않겠다는 결심은 더 굳어졌다. 비만이 될 위험성을 분명하게 확인했기 때문이다. (연구결과에 따르면 FTO 유전자의 유전형이 A 타입이라 비만 위험도가 높은 경우에 오히려 식습관과 운동에 대한 행동변화가 더 잘 유발되기도 한다고 한다.)

유전자 검사의 이점은 판단과 행동의 근거를 더해 준다는 것이다. 결론적으로 B씨의 행동에서 달라진 것은 없다. 그러나 비만 환자가 될지 모른다는 불안으로 다이어트에 집착하는 것과, 비만 유전자가 있지만 식탐 유전자가 없다는 사실을 확인하고 합리적 근거를 바탕으로 다이어트를 선택하는 것 사이에는 차이가 있다. 자기 몸에 대한 좀더 정확한 설명서를 받아든다면 꽤 많은 도전과 변화를 이끌어낼 수 있을 것이다.

C씨는 30년 동안 담배를 피웠다. C씨는 스스로를 니코틴 중독이라 여겼는데, 유전자 검사를 해보니 니코틴 의존도가 낮은 유전형이었다. 이 사실을 알게 된 C씨는 담배를 끊었다. 니코틴이 없어도 집중력을 발휘할 수 있고, 니코틴이 없어도 스트레스를 풀 수 있으며, 무엇보다 니코틴에 중독되지 않는 몸이라는 점을 알고 행동을 바꿀 용기를 얻었던 것이다. 니코틴이 그의 삶에 꼭 필요한 요소라고 판단했지만, 사실은 그렇지 않았다는 정보를 얻자 판단을 바꿀 수 있었다. 바뀐 판단은 금연이라는 행동으로 이어졌다.

연구자 입장에서는 암 유전체 검사를 받는 암 환자가 적은 것이 안타깝다. 물론 암 유전체 검사를 권해야 하는 의사는 주저할 수밖에 없다. 암 유전체 검사가 환자에게 100% 혜택을 주지 못하기 때문이다. 80만 원 정도의 검사비를 환자 본인이 부담해야 하지만, 검사 결과로 '모른다'가 나왔을 때 환자에게 이 복잡한 사정을 충분히 설명할 시간이 없다. 이런저런 이유로 암 환자의 숫자에 비해 암 유전체 검사 건의 숫자는 적은 편이다.

암 환자는 보통 외과적 수술, 항암제 처방과 방사선 치료 등의 과정을 거친다. 현재까지도 암 치료에서 외과적 수술은 가장 좋은 치료법이다. 그러나 수술을 받지 못할 정도로 암이 퍼졌거나, 수술하기 어렵거나 할 수 없는 곳에 암이 생기는 경우에는 외과적 치료를 받을 수 없다. 이런 경우 방사선 치료나 항암제를 처방받아야 하는데, 수술을 받아도 항암제 치료를 받는다.

한국에서 2020년 기준 새로 허가받은 항암제는 30개 정도이며, 미국 FDA는 2020년 49개 정도의 새로운 치료제를 허가했다. 항암제가 많은 이유는 그만큼 암이 다양하고 치료가 어렵기 때문이다. 이는 암 환자나 암 환자를 치료해야 하는 의료진 입장에서는 곤란한 상황이기도 하다. 암이 더 진행되기 전에 잡아야 하는 시간적 제약, 암 치료 부작용으로 인해 최소한의 치료법을 쓸 수밖에 없는 물리적 제약 때문이다. 즉 암 치료제 선정은 중요하지만 치료제 선정의 기준이 될 만한 근거를 찾는 것이 쉽지 않다.

나는 암 유전체학이 치료제 선정에 기준을 제시해 줄 수 있다고 생각한다. 나아가 암 치료제 선정에서 핵심적인 근거 자료가 될 것이라고 생각한다. 암 유전체를 분석해 변이 종류를 확인하고 처방했을 때, 효과를 기대할 수 있는 치료제 검색 모델이 구축된다면 말이다.

다행스럽게도 유전체 분석 기술은 빠르게 발전하고 있다. 2022년을 기준으로 암 유전체 하나를 분석하는 데 걸리는 시간은 2~3일이면 충분하다. 거의 실시간이라고 할 수 있을 정도로 빨라졌지만, 기술을 개발하는 이들은 '더 빨리 더 많이 더 정확하게 그리고 더 싸게'라는 목표를 세우고 있다.

비만과 관계 있는 유전자들

에너지 소모를 늘리는 지방세포 호르몬은 ADIPOQ(adiponectin, C1Q and collagen domain containing) 유전자가 만든다. 식욕을 억제하는 지방세포 호르몬은 LEP 유전자, 식욕을 억제하는 지방세포 호르몬 수용체는 LEPR(leptin receptor) 유전자, 콜레스테롤과 지방합성을 조절하는 단백질은 INSIG2(insulin induced gene 2) 유전자와 관계가 있다. 식욕을 억제하는 호르몬 수용체는 MC4R 유전자, 인슐린 합성 조절 단백질은 PCSK1(proprotein convertase subtilisin/kexin type 1) 유전자, 지방세포 분화와 지방흡수 조절 단백질은 PPARG(peroxisome proliferator activated receptor gamma) 유전자와 관계가 있다. 이 유전자들이 비만과 관계된 유전자들이다.

2006년 이후, 유전체 연구로 비만과 관련된 유전자를 50개 넘게 찾았다. 그런데 이들 개별 유전자는 비만 발생과 직접적인 관계가 크지 않은 것으로 밝혀졌다. 오히려 비만은 다인성, 즉 많은 유전자들이 함께 그리고 비만 환자를 둘러싼 환경적 요인 사이의 복잡한 상호작용의 결과로 보인다. 사실 유전자 검사만으로 비만을 예측하기는 어렵다.

예를 들어 뇌는 지방조직, 췌장 및 소화관에서 받은 신호에 반응하여 식욕을 조절한다. 신호는 렙틴(leptin), 인슐린(insulin), 그렐린(ghrelin)과 같은 호르몬에 의해 전달되고, 뇌는 신호를 바탕으로 몸에 다시 지시를 내린다. 이 과정에 관여하는 유전자들은 몸에서 에너지 균형을 인지하고, 행동을 조절해 신체를 유지하는 데 필요한 단백질 발현을 조절한다. 이 유전자들의 유전형에 따라 단백질이 일하는 수준에서 차이가 생기고, 이는 신체활동과 대사에 영향을 주어 비만이 되기도 한다.

에너지는 생존에 핵심적인 요소다. 따라서 사람의 에너지 조절은 체중 증가가 목적이라기보다, 체중 감소를 막는 것이 목적이다. 에너지 섭취가 힘들던 우리 조상들은 식량이 풍부한 기간 동안 지방을 몸에 쌓기 위해 음식을 효율적으로 수집 및 처리할 수 있게 하는 유전자가 필요했다. 이를 '절약 유전자형 가설'이라고 부른다.[12]

이제 1년 내내 먹을 것이 충분한 환경에 놓였지만 유전자는 그대로다. 덕분에 지방을 쌓기 위한 일을 계속 하고 있으니 질병 수준의 비만까지 나타난다. 생존에 유리했던 유전형이 시간이 지나면서 여러 가지 면에서 불리한 유전형으로 바뀐 것이다.

PRESENTATION

II

암 유전체학 연구

확률 게임

암은 DNA 돌연변이로 발생하는 질병이다. DNA에 돌연변이가 생기지 않으면 암도 없다. 그런데 아무 이상이 없던 DNA에서 어느 날 갑자기 돌연변이가 일어나고 암으로 진행되는 것은 아니다. 우리 몸이 성장하고 유지되려면 새로운 세포가 계속 만들어져야 한다. 세포분열로 새로운 세포가 만들어질 때 DNA가 복제되어야 하는데, 이 과정에 관여하는 단백질이 300여 개 정도다.[13]

DNA 복제는 원본 DNA를 복사해서 똑같은 DNA를 하나 더 만드는 과정이다. 이 과정에서 핵심은 실수를 줄이는 것이다. 이를 위해 많은 단백질들이 함께 복합체를 이루어, 여러 단계에 걸쳐 복제 과정의 실수를 보정하는 장치를 구성한다. 즉 정확한 DNA 복제를 위한 복잡한 시스템과, 실수를 줄이려는 강력한 통제 시스템이 함께 작용한다.

그러나 놀라울 정도의 정확성에도 불구하고 언제나 100% 성공할 수는 없다. DNA 복제 과정에 참여하는 DNA 중합효소는 정교하게 작동하지만 100,000번에 1번 정도 오류를 낼 수 있다. 한편 통제시스템의 교정 기능을 하는 단백질들도 100,000번에 한 번 실수를 할 수 있다. 따라서 $10^{-5} \times 10^{-5} = 10^{-10}$(100억분의 1)의 확률로 오류가 발생한다.

우리 몸을 구성하는 여러 장기에서 세포를 하나씩 분리해서 세포 1개(single cell) 수준으로 유전체를 분석해 보면, 세포별로 서로 다른 변이가 있는 것을 확인할 수 있다.[14] 이는 세포가 분열하고 성장하는 과정에서 조금씩 에러가 생긴다는 뜻이다. 그래서 확률의 세계로 넘어간다. 아주 낮은 확률이지만 1경 번 정도 반복되는 세포분열 과정이 오류 없이 진행될 수는 없다. 그런데 한 번의 오류, 한 번의 DNA 오작동, 한 번의 돌연변이가 암의 시작이 될 수 있다.

한편 유전자 돌연변이는 세포분열을 할 때만 일어나지 않는다. 외부에서 가해지는 자극 또한 문제다. 세포분열 과정에서 생기는 문제가 내인성(intrinsic)이라면, 외부에서 오는 자극은 외인성(extrinsic)이다.

야외 활동을 하면 피부가 햇빛에 노출된다. 자연스러운 상황이지만 햇빛 안에 있는 자외선이 피부 세포의 DNA를 자극한다면 어떨까? 이때 DNA에 변이가 일어날 수 있기 때문이다. 흡연은 어떨까? 담배 연기가 폐 상피세포를 자극하고, 담배 연기 속 화학물질이 폐 상피세포 속 DNA에 변이를 일으킬 수 있다.

DNA 가닥을 유지하는 에너지보다 강한 물리·화학적 요인(자외선, 담배 연기 등)에 의해 DNA 가닥 중간이 끊어지거나, 염기서열이나 뉴클레오티드가 사라지면, 즉 DNA가 망가지면 세포가 정상적으로 기능할 수 없기 때문에 세포는 스스로 죽는 프로그램으로 넘어가거나, 망가진 DNA를 고쳐야 한다. 이 과정에 참여하는 단백질이 500여 개 정도다. 이 500여 개 유전자 가운데 대표적인 것이 BRCA1과 BRCA2이다.[15]

우연하게도 세포의 분열을 통제하는 유전자, 또는 DNA 손상을 복구하는 유전자에 문제가 생긴 세포 1개가 생겼다. 문제가 있지만 유전자는 그대로 복제된다. 세포분열을 통제하는 부분에 문제가 생겼으니, 문제 있는 버전으로 세포가 계속 분열해서 복제된다. 그리고 문제가 있는 세포가 기하급수적으로 늘어난다. 이렇게 시스템이 미쳐버리면서 '암이 진행된다.' 만약 DNA가 아닌 다른 곳에 문제가 생긴 세포가 있다면, 문제가 생긴 세포로 이루어진 조직의 기능에 문제가 생길 수는 있어도 암이 되지는 않을 것이다.

암이 DNA에 문제가 생기는 질병이라면, DNA의 특성에 집중해 암을 살펴봐야 한다. 우선 태어날 때부터 DNA에 변이가 있는 경우다. 망막아세포종(retinablastoma)은 8세 이전 소아에게서 나타나는 소아암이다. 20,000명 가운데 1명 정도 나타나는 희귀암으로 망막(retina) 조직에 암이 생긴다. 망막아세포종은 RB1이라는 유전자에 문제가 생긴 것을 원인으로 본다.

RB1 유전자는 세포분열이 정확하게 일어나는지 감시하는 문지기(gatekeeper) 역할을 한다. DNA 손상으로 DNA 복제가 충분히 이루어지지 않은 상태에서 세포의 DNA가 불완전하게 분열하지 않도록 감시하는 유전자다. 이는 DNA에 문제가 생긴 세포가 암으로 발생하는 것을 초기에 막는다. 만약 RB1 유전자에 문제가 있어 RB1 단백질을 만들지 못하면, 암을 억제하는 기능이 제대로 작동하지 않을 것이고, 암에 걸릴 가능성도 높아질 것이다.[16]

정자와 난자가 만들어질 때 RB1 유전자에 변이가 생기고, 변이가 생긴 RB1 유전자가 담긴 정자와 난자가 수정된 배아에서 시작한 아이는 망막아세포종에 걸릴 확률이 높아진다. 망막아세포종을 치료한 소아가 성인이 되어 다시 자녀를 낳는 경우에도 RB1 유전자 변이가 그대로 유전되기 때문에 자녀가 망막아세포종에 걸릴 확률이 높아진다. 그리고 부모에게 RB1 유전자 변이를 물려받아 망막아세포종에 걸리면, 망막아세포종을 치료한다고 해도 몸의 다른 곳에서 암이 생겨날 가능성이 높아진다.

RB1 유전자는 폐암 가운데 소세포폐암과 관계가 있는 것으로 보고 있다. 폐암은 크게 비소세포폐암(non small cell lung cancer, NSCLC)과 소세포폐암(small cell lung cancer, SCLC)으로 나뉘는데, 나누는 기준은 암세포의 크기다. 암세포의 크기가 작은 소세포폐암은 발병 원인을 아직 정확하게 알지 못하는데, RB1 유전자와 관계가 있을 것으로 보는 편이다. 다만 망막아세포종은 유아일 때 발병하지만, 소세포암은 성인이 된 다음에 발병하는 차이가 있다.

망막아세포종처럼 태어날 때부터 DNA 변이가 있어 암에 걸리는 경우는 드물다. 대부분은 체세포가 외부 자극을 받아 DNA에 변이가 일어나고, 변이를 일으킨 DNA가 복제되면서 암으로 진행된다.

소아에게서 암이 발생하는 일이 드물다는 것과 대부분의 암이 체세포 변이로 생긴다는 점은 두 가지로 해석해볼 수 있다. 첫 번째 해석은, 사람에게는 암으로 이어지는 DNA 변이에 대한 대책이 준비되어 있을 것이라는 점이다. 강력한 외부 자극에 노출되면 암 발생 가능성이 높아진다. 우리 몸의 시스템은 그 자체로 암에 대한 대비책을 잘 마련해두어야 한다. 그렇지 않으면 인류는 이미 오래전에 암으로 멸종했을지 모른다.

두 번째 해석은 암이 확률 게임이라는 점이다.

DNA 변이를 막는 시스템의 오류로 암에 걸리는 일이 극히 드물다고는 하지만 분명히 생긴다. 극히 드문 확률이지만 0은 아니다. 한편 외부 자극을 잘 통제하면 암 발생의 가능성을 낮출 수도 있다. 이 또한 확률이다. 담배를 피우지 않으면 폐암의 발생 가능성을 낮출 수 있고, 잘 조리되지 않은 민물고기를 먹으면 간암 발생 가능성이 높아질 수 있다. 생활습관과 환경을 어떻게 통제하느냐에 따라 확률이 올라가기도 하고 내려가기도 한다.

대부분은 복권에 당첨되지 않지만, 누군가는 반드시 복권에 당첨된다. 어떤 경우든 확률이라는 것은 그 확률에 당첨될 수도 있다는 뜻이다. 시스템이 아무리 잘되어 있다고 해도 이렇게 많은 횟수를 모두 감당할 수는 없다. 여기에 헤아릴 수 없을 정도로 많은 외부 자극까지 고려하면 잘못된 DNA가 생겨나고, 이것이 복제되기 시작하는 것을 100% 방어하기란 불가능하다. 수많은 동전 던지기 가운데 딱 한 번 암 발생과 관련된 DNA에 변이가 생기고, 변이를 일으킨 1개의 세포가 2개가 되고 다시 4개가 되면서 암이 자란다. 문제는 이 확률 게임이 환자나 의사 모두를 곤란하게 만든다는 점이다. 예방과 진단, 치료라는 모든 영역에서 '완벽한 대책'을 마련하기 어렵다.

무모한 과학자들

이런 확률 게임에 도전했고, 지금도 도전하는 사람들이 있다. 무모하기 짝이 없는 과학자들이다. 예를 들어 1990년에 시작해 2003년에 끝난 인간 지놈 프로젝트(Human Genome Project, HGP)는 과학자들의 무모함을 잘 보여준 작품이었다. 미국 국립보건원(NIH) 원장을 지낸 프랜시스 콜린스(Francis Collins), 대담한 도전을 하는 것으로 유명한 제이크레이그벤터 연구소(J. Craig Venter Institute)의 크레이그 벤터(Craig Venter)와 같은 과학자들은 사람의 30억 개 유전체 염기서열 정보 전체를 읽어내겠다는 야심찬 아이디어를 전 세계 과학자들에게 발표했다. 프로젝트를 시작할 당시 기술로는 연구원 1명이 1주일 동안 열심히 작업하면 몇백 개 정도의 염기서열을 읽어낼 수 있었다. 이 연구원이 1년 동안 휴가까지 포기하고 매일 작업한다고 해도 전체 30억 개 가운데 몇만 개를 읽어낼 수 있을 뿐이었다.

과학자들은 무모하면 무모할수록 빠져든다. 어쨌건 전 세계 과학자들이 대규모로 참여하면 못할 일도 아니지 않은가! 문제는 돈이었다. 염기서열 1개를 읽어내는 데 1달러가 들어갈 것으로 대략 계산해도 최소 30억 달러 정도가 필요했다. 오랜 기간의 준비를 거쳐 미국, 영국, 일본, 독일, 프랑스, 중국이 지원하기로 했고 참여할 과학자들 목록 구성도 마무리가 되었다.

인간 지놈 프로젝트에서는 생어 시퀀싱(Sanger sequencing)을 자동화한 방식으로 염기서열을 읽었다. 생어 시퀀싱은 1970년대 후반 프레더릭 생어(Frederick Sanger) 등이 고안한, DNA 염기서열 분석법이다.

생어 시퀀싱은 읽어내려는 DNA 염기서열을 염기 하나 단위로 끊어서 분석하는 방법이다. 서열을 알고 싶은 DNA를 복제해서 증폭시키는데, 염기 개수만큼 다양한 길이로 DNA를 복제한다. 만약 알고 싶은 DNA 염기서열이 염기 100개 길이라고 한다면, 염기 1개짜리 길이부터 100개짜리 길이까지 총 100가지 길이의 DNA를 복제한다. 다양한 길이의 DNA 가닥 끝에, 마지막에 자리한 네 가지 염기 종류를 구분할 수 있도록 각각 다른 색깔로 표지한다. 이렇게 하면 가장 짧은 DNA 가닥부터 시작해 순서대로 색깔을 읽어서 염기서열을 알아낼 수 있다. 여기에 방사성 동위원소를 붙인 다음, 엑스레이로 사진을 찍으면 좀더 빠르고 정확하게 염기서열을 읽어낼 수 있다.

인간 지놈 프로젝트에서는 생어 시퀀싱을 활용했지만 방사성 동위원소가 아닌 형광물질을 표지로 붙이고, 자동화 기능이 추가된 분석법이 사용되었다. 생어 시퀀싱은 DNA 가닥이라는 선(line)을 따라 염기서열을 읽어내는 1차원 위에서 일어나는 일이다. 따라서 기술의 발전도 1차원이라는 선을 따라 이루어지는데, 발전할 수 있는 방식은 '속도'였다.

방사성 동위원소를 표지로 삼는 겔 전기영동 분석

으로 DNA 염기서열을 읽을 때는, 방사성 동위원소가 겔에서 움직이는 속도가 분석의 속도를 결정했다. 이 속도를 올리기 위해 과학자들은 엑스레이를 이용해야 하는 방사성 동위원소 대신, 가시광선을 이용할 수 있는 형광물질을 표지로 사용했다. 가시광선은 엑스레이 판독보다 선명하다. 즉 엑스레이를 이용할 때보다 시료의 양의 적어도 된다. 일단 여기서 시간과 노력을 한 번 아낄 수 있다.

다음으로 형광물질이 표지된 시료를 수십 마이크로미터 굵기 정도의 가느다란 모세관에 통과시킨다. 모세관에는 DNA 염기서열에 표지로 붙어 있는 형광물질을 인식할 수 있는 레이저를 달았다. 이 장비를 이용하면 수백 개의 염기서열을 30분 만에 읽을 수 있었다. 자동화된 생어 시퀀싱 기술 개발에 힘입어 연인원 3,000여 명의 과학자들이, 13년에 걸쳐, 30억 개의 인간 DNA 염기서열을 모두 읽어냈다.

과학자들은 무모할수록 매력을 느끼는 사람들이면서, 참을성이 없는 사람들이기도 하다. 인간 지놈 프로젝트에 참여한 연구자들은 생어 시퀀싱, 자동화된 생어 시퀀싱보다 더 좋은 DNA 염기서열 분석법을 찾고 싶었다. 그래서 만들어진 것이 차세대염기서열 분석기술인 NGS(next generation sequencing)다. 생어 시퀀싱이 염기서열을 순서대로 차례차례 읽었다면, NGS는 유전체를 무수히 많은 조각으로 쪼갠 뒤 이 조각들을 한꺼번에 읽는다. 읽어낸 염기서열들을 전장유전체(whole genome) 정보와 비교해 앞뒤 순서를 이어 맞추는 방식이다. 1차원 영역의 '선(line)' 분석법이었던 생어 시퀀싱에서, 2차원 영역의 '면(square)' 분석법으로 도약한 것이었다.

NGS를 하기 위해서는 긴 가닥의 DNA를 조각낸다. 그리고 DNA 조각 양쪽 끝에 특정한 염기서열을 가진 프라이머(primer)를 붙인 후에 2차원 평면인 슬라이드에 뿌린다. 슬라이드 위에는 짧은 길이의 프로브가 붙어 있다. 프로브는 DNA 조각의 끝에 붙인 프라이머와 상보적인 염기서열로 되어 있기 때문에 DNA 조각들이 고르게 흩어져 슬라이드 위의 프로브에 붙는다. 이 상태에서 PCR(polymerase chain reaction) 반응을 이용해서 DNA를 증폭하면 각 위치에서 수십 배로 증폭이 되고 형광물질이 표지된 염기와 DNA 중합효소를 이용한 시퀀싱이 가능하게 된다.

이제 현미경으로 사진을 찍는 과정을 반복하며 정확도를 높여가면서 염기서열을 읽어나갈 수 있다. 2차원 이미지는 DNA 염기서열 조각이 마치 지도처럼 흩어져 있는 모습이다.

다음 단계로 예전에 과학자들이 만들어놓은 전체 DNA 염기서열 지도를 가지고 온다. 이를 기준으로 해서 2차원 이미지에 흩어져 있는 DNA 염기서열 조각의 정보를 확인한다. 사진을 많이 찍을수록 정보는 정확해지며, DNA 염기서열 지도와 2차원 이미지를 연동하는 전체 계산은 컴퓨터가 진행한다. 그러면 전체 DNA 염기서열 가운데 변이가 일어난 곳을 찾을 수 있고 어떤 변이가 일어났는지도 찾을 수 있는데, 이를 2차원 평면에서 진행하므로 한번에 빠르게 진행할 수 있다. 자동화된 생어 시퀀싱에 비해 비용은 1/50로 줄어들었고, 속도는 500배 정도 빨라졌다.

그러나 여전히 한 사람의 DNA 염기서열 정보를 읽어내는 데 100만 달러 정도의 비용과 1년 정도의 시간이 걸렸다. 2006년에는 DNA 염기서열 분석을 완전히 자동화한 기술이 개발되었다. 일루미나(Illumina)라는 미국 기업이 '지놈 애널라이저'라는 DNA 염기서열 분석 장비의 개발을 발표했다. 클러스터링(clustering)이라는 기술을 활용한 장비다. 클러스터링은 DNA 조각을 수 마이크로미터 단위의 작은 공간에서 증폭해서 시퀀싱 분석이 가능한 수준의 작은 시험관으로 만드는 기술이며, 이 기술을 이용한 첫 상용화 분석 장비가 지놈 애널라이저다. 2022년 현재 쓰고 있는 유전자 시퀀싱은 모두 이 기술에 뿌리를 두고 있다.

10년 넘게, 수십억 달러를 들여, 수만 명이 했던 유전체 분석 작업을 지금은 어떻게 하고 있을까? 2022년 현재 기준으로 100만 원 정도 비용으로 이틀이면 분석할 수 있다. 게다가 약 50명의 유전자를 동시에 분석할 수 있다.[17] 사람 유전자만 분석하는 것이 아니라, 동물과

식물은 물론 미생물까지 모든 생물체의 DNA 염기서열을 읽어낼 수 있다.

TCGA

전 세계 과학자들이 의기투합해 사람이라는 종의 유전자 지도를 그리는 데 성공하자, 과학자들은 다음 프로젝트로 넘어갔다. 연구자들은 한 사람의 유전체 정보를 분석할 수 있게 되었고, 이를 이용해서 인간 유전체 지도를 그리면, 꽤 많은 생명 원리를 풀고 더 많은 질병을 고칠 수 있을 것으로 생각했다. 예상대로 전에 알 수 없었던 생명과학적 지식이 폭발적으로 늘어났고, 질병에 대한 지식도 늘어났다.

    그러나 생물체의 원리를 모두 풀지는 못했다. 오히려 궁금한 것은 더 늘어났다. 질병도 마찬가지였다. 유전체 지도를 그렸지만 암 치료는 여전히 쉽지 않은 일이었다. 그래서 암 유전체 분석계획(The Cancer Genome

Atlas, TCGA)이 출범했다.

인간 지놈 프로젝트는 과학자들이 먼저 깃발을 세웠던 대규모 연구 프로젝트였다면, TCGA는 인간 지놈 프로젝트와 같은 대규모 연구 프로젝트가 성공하는 것을 보고 가능성을 확인한 수요자(?)들의 요청에 따른 것이었다. 가장 중요한 수요자는 미국 국립보건원(National Institutes of Health, NIH)이었다. NIH는 암으로 인한 사망률이 올라가고 있는 문제를 해결하고 싶었다. 암 치료법 연구와 치료제 개발에서 돌파구가 필요했다.

미국 국립보건원은 모두 3단계로 TCGA를 계획했다. 각 단계의 목표는 시스템 구축, 데이터 생산, 데이터 기반 임상시험으로 잡았다. 마지막 단계인 데이터 기반 임상시험은 표적항암제에 대한 임상 자료를 쌓는 것이었다. 얼마 전에 사람의 유전자 지도를 그려낸 경험이 있었고, 이 과정에서 유전자 분석 기술이 크게 발전했으니, DNA 질병인 암 유전체 지도를 그려보는 TCGA 프로젝트를 기획할 수 있었고, 이것으로 치료법이나 치료제 개발에 도움을 받을 수 있을 것이었다.

2005년 TCGA가 시작됐다. TCGA는 암 33종, 환자 22,000명의 암 유전체 시퀀싱을 진행해 암과 관련된 돌연변이를 분석하겠다는 목표를 세웠다. 첫 3년 동안은 파일럿 프로젝트로 뇌종양, 폐암, 난소암을 대상으로 프로세스를 정했고, 2009년부터 2014년까지 암 20~25개의 유전체 시퀀싱과 분석을 완료했다. 데이터는 모두 NIH에 있는 GDC(Genome Data Commons Data Portal, https://portal.gdc.cancer.gov/)에서 찾아볼 수 있다. 2022년 현재, 다른 프로젝트 데이터까지 통합된 85,000명 이상의 암 유전체 데이터가 보관되어 있다.

TCGA와 후속 암 유전체 연구는, 표적치료제가 '만능'이라는 프레임에서 벗어날 수 있는 계기가 되기도 했다. 여러 종류의 암 그리고 여러 종류의 환자마다 암을 일으키는 돌연변이가 다르다는 것을 알게 되었기 때문이다. 이는 개인별로 선택적인 표적항암제를 개발할 수 있을 것이라는 희망의 단초가 되었다.

최초의 유전자 기반 표적항암제는 만성 골수성 백혈병(chronic myelogenous leukemia, CML) 치료제인

이마티닙(imatinib)이다. 1970년대에 필라델피아(Ph) 염색체와 CML 사이의 관계가 처음 보고되었지만, 이를 타깃하는 치료약물인 이마티닙이 임상에서 처방되기 시작한 것은 2005년부터다. 수많은 연구자들이 노력한 결과였지만, 30년이라는 시간이 걸렸다. 암 유전체학은 이 시간을 줄이는 것을 목표로 삼았다. 덕분에 비소세포 폐암 치료 분야는 EGFR을 비롯한 여러 유전자를 타깃으로 하는 여러 표적항암제가 허가받았다.

TCGA가 EGFR 변이라는 항암 타깃을 밝혀내는 데 성공했지만, 암 치료에는 여전한 한계가 있었다. 암은 단순하지 않기 때문이다. 암 조직 안에는 유전자 변이로 인해 비정상적으로 변한 암세포, 혈액을 타고 신체 모든 곳을 돌아다니기에 종양 조직에도 도착해 있는 면역세포 등이 함께 있다. 여러 종류의 세포들은 암 조직 안에서 서로 영향을 주고받는데, 이 과정에서 암이 자라기도 하고 멈추기도 하고 사라지기도 한다. 즉 암에 대해 정확하게 이해하려면 암을 하나의 단일한 조직으로 보아서는 안 되고, 여러 세포로 이루어진 환경으로 봐야 한다. 환경을 이해하기 위해서는 환경을 이루고 있는 최소 단위, 즉 세포 단위 연구가 필요하다. 과학자와 의사들은 다음 단계로 싱글셀(signle cell)을 쳐다보기 시작했다.

연구의 가치

TCGA는 한 번도 해본 적이 없는 대형 프로젝트 연구를 어떻게 진행하면 좋을지에 대한 통찰을 남겼다. 연구 계획을 어떻게 세우고, 연구를 어떻게 조직하고, 연구를 실행하는 프로세스는 어떻게 구성되어야 하는지에 대한 통찰이다.

지금도 전 세계에서 수많은 과학자들이 매일매일 새로운 연구를 하지만, 모든 연구가 의미 있는 데이터를 생산하는 것은 아니다. 단순하게 가설이 맞았는지 틀렸는지의 문제가 아니다. 연구를 설계할 때, 이 연구가 나중에 어떻게 사용될 수 있을 것인가에 대한 질문에서 시작하는 것, 실제 연구를 조직해나갈 때도 다른 연구자들과 다음 연구자들에게 어떤 도움을 줄 수 있을 것인지 고민하는 것, 따라서 연구 데이터를 어떻게 정리할 것인지 미리 계획을 세우는 것 등에 대한 통찰이다.

TCGA는 연구 결과물을 어떻게 쓸 것인가에 대한 고민을 담고 연구를 시작했다. 예를 들어 TCGA는 모든 연구를 한 곳에서 진행할 수 없으니, 암 종류에 따라 연구센터를 나누었다. 그리고 해당 센터에서 어떤 팀이 어떤 순서와 어떤 방법으로 암 유전체 분석을 할 것인지를 정하는 데 12년 정도의 시간을 투자했다. 너무 한가롭게 연구를 진행한 것처럼 보일 수도 있지만, 이 초기의 세팅 값은 지금 임상시험이나 신약개발 연구에서 암 유전체 분석을 하는 프로토콜로 사용되고 있다. 연구 과정 자체가 연구였던 셈이다.

TCGA 프로젝트는 몇만 명의 암 유전체를 분석하고 결과를 발표하는 것 못지않게, 암 환자를 어떻게 고르고 암 조직 샘플을 어떤 방식으로 다루고, 연구자들 사이의 커뮤니케이션과 최종 분석 결과를 어떻게 내릴 것인가 하는 과정을 정리하는 데 노력했다. 지금은 연구 프로세스지만 나중에 모든 병원에서 이 프로세스를 모델로 삼아 환자를 검사할 것까지 대비한 것이었다. 실제로 TCGA의 연구는 이 분야 연구의 기준이 되었다.

TCGA는 샘플을 처리하는 프로토콜, 생물정보분석 소프트웨어, 시퀀싱 품질 관리, 데이터 관리 등에 대한 가이드라인을 제시하였다. 이제는 이에 상응하는 수준의 암 유전체 데이터이어야 가치 있는 데이터로 인정받을 수 있다.

한국은 아직 연구 경험이 많은 편이 아니다. 가설을 세우고, 이를 입증할 수 있게 실험을 디자인하고, 연구에 필요한 투자를 이끌어내고, 프로젝트를 진행해 결과물을 내본 경험은 많다. 그러나 지금의 연구와 미래의 현실을 연결해본 경험은 부족하다. 이는 완전히 새로운 연구를 시작하기 어렵게 만드는 요인이 되기도 한다. 만약 미래와 연결시킬 수만 있다면, 연구의 시작을 두려워하지 않을 것이다. 다만 미래와 연결시키려면 지금의 연구는 모두 미래의 기준에 맞춰져 있어야 할 것이다.

VISION

III

싱글셀

과학자들의 다음 기획

유전자 지도를 그리겠다는 기획은, 유전자가 생명 현상에 결정적이라는 생각에서 시작했다. 실제 우리는 부모로부터 각각 물려받은 한 쌍의 DNA를 갖춘 수정란 1개에서 시작했다. 나의 몸과 건강, 행동과 생각에 이르기까지 모두 이 한 쌍의 DNA로부터 시작한 것이다. 그러니 DNA를 분석하면 여러 생명 현상들을 설명할 수 있을 것이다. 너무 막막한 이야기지만 일단 지도를 그리기 시작해서, 내용과 범례를 채워가다보면 결국 생명 현상을 모두 그려낼 수 있을 것이라고 내다본 과학자의 패기였다.

그런데 막상 '지도 그리기'에 성공하고 내용과 범례도 차곡차곡 그려갔지만 이것만으로는 부족했다. 유전자가 생명 현상에서 결정적인 것은 사실이다. 그러나 유전자만으로 모든 것이 결정되는 것은 아니다. 예를 들어 세포와 세포 사이에서 벌어지는 일 또한 큰 영향을 미친다. 이는 암에서도 마찬가지다.

우리 몸의 특정 기관이나 조직이 '정상'이라는 뜻은 어떤 상태를 말하는 것일까? '정상'은 기관이나 조직을 이루고 있는 세포들이 자신의 역할을 잘 수행하는 상태다. 기관이나 조직을 이루고 있는 세포들이 자신의 역할을 잘 수행한다는 것은, 세포들끼리 서로 신호를 잘 주고받는다는 뜻이다. 즉 생명 활동은 세포, 조직, 기관이 서로 어떤 신호를 주고 받아 어떤 활동을 하는지에 대한 문제다. 그리고 세포가 만들어내는 단백질이 신호의 역할을 한다.

단백질은 세포 속에 있는 유전자를 바탕으로 만든다. 이는 비정상 세포인 암세포에서도 마찬가지다. 암 조직을 이루고 있는 암세포 속 DNA는 비정상적인 변이를 일으킨 DNA이고, 이 DNA는 비정상적인 단백질을 만들어서 비정상적인 신호와 자극을 주는데, 이런 영향 관계가 암이라는 전체 환경을 결정한다. 암을 치료하기 어려운 이유는 암이라는 환경이 너무 복잡하기 때문이기도 한데, 결국 암세포 1개와 암세포 1개의 관계, 암세포 1개와 다른 세포(예를 들어 면역세포)의 관계까지

가게 된다. 그리고 바로 이곳에서 암 치료가 시작이 될지도 모른다는 점이 암 치료에 싱글셀 분석을 적용해보려는 사람들의 비전이다.

세포와 세포 사이의 관계가 중요하고, 그래서 개별 세포를 연구하는 것이 필요하다는 주장은 2000년대 초반에 이미 제기되었다. 그러나 2012년까지는 세포 1개 안에 있는 DNA를 분석할 수 있는 기술이 없었다.

암 유전체 분석을 하려면 암 조직 가운데 일부를 떼어내 유전자를 검사한다. 암 조직에는 아마 암세포, 암세포를 찾아온 면역세포, 암세포가 새로 만든 혈관세포 등이 함께 있을 것이다. 지금까지는 이 모든 세포에 있는 유전자를 한꺼번에 검사해야 했다. 검사 결과는 그 모든 종류 세포에서 발생한 유전자 변이의 평균값으로 나왔으며, 이 값 가운데 치료와 처방에 필요한 마커 몇 가지를 정해서 임상에서 활용했다. 이 값을 모를 때보다는 탁월한 치료, 처방, 신약개발이 가능했지만, 100% 만족스럽지는 않았다.

만약 변이값을 정확하게 알 수 있다면, 해당 변이에

따라 발현되는 단백질을 찾을 수 있지 않을까? 해당 단백질이 기능하지 못하게 하는 약을 개발하고 처방하면 치료 효과가 더 높아지지 않을까? 암 치료에서 싱글셀 연구가 중요해지는 이유다. 과학자들은 싱글셀 연구를 위해 다시 전 세계급 프로젝트를 구성한다. 2016년에 시작한 휴먼 셀 아틀라스(Human Cell Atlas, HCA) 프로젝트다.

HCA

연구 과제라면 정부나 기관이 발주를 내는 것을 생각하게 된다. 인간 지놈 프로젝트는 주도적으로 추진한 몇몇 과학자들이 있었고, TCGA도 NIH와 같은 의지를 가지고 프로젝트를 제안하는 기관이 있었다. 그런데 HCA는 과학자들이 '그냥 모였다.'

TCGA를 거치면서 종양이질성이나 종양미세환경과 같은 문제로 고민이 늘어났다. 고민하던 과학자들은

'이제는 싱글셀 연구를 해봐야 하는 거 아니야?'라고 의견을 냈다. 그리고 이런 과학자들이 하나둘 모이기 시작했다.

어차피 한두 팀이 할 수 있는 프로젝트도 아니고, 싱글셀로 연구할 수 있는 분야도 너무 여럿이었으니 어느 한 기관이 나서기도 애매했다. 과학자들은 싱글셀로 연구하고 싶은 것들을 공개하고, 연구비 펀딩 등도 자체적으로 해결한 다음, 다른 과학자들이 해당 연구 결과를 활용할 수 있도록 공개했다. 이렇게 하면 중복연구를 피할 수 있을 것이고, 예측할 수는 없지만 자연스럽게 사람의 싱글셀 지도(Human Cell Atlas)가 그려질 것이었다. HCA는 2022년 현재 전 세계 75개 나라 1,000개 이상의 기관에서 2,000명 이상의 싱글셀 연구자가 500여 개가 넘는 프로젝트로 참여하고 있다.

특정 분야를 연구하는 연구자는 바로 옆 분야도 잘 알기가 어렵다. 이는 현대 생명과학과 의학에서도 마찬가지인데 어쩔 수 없는 문제다. 지식의 종류가 너무 많은데 각 지식의 깊이가 깊어지고 있으니, 개별 연구자는 좁고 깊게 들어갈 수밖에 없다.

그럼에도 이런 현상의 정도가 심해지면 연구의 효율성까지 낮아진다. 내가 연구하고 있는 분야에서 해결하지 못해 막혀 있는 것들을, 이미 다른 분야에서는 해결했을 수도 있다. 서로가 서로에 대해 알지 못하니, 이미 있는 솔루션을 또 찾겠다고 시간과 노력을 쓰는 비효율이다. 이럴 때 가장 좋은 방법은 문제와 솔루션을 갖고 있는 모든 사람을 한 방에 모은 다음, 이런저런 고민이나 연구에 대한 이야기를 서로 나누게 만들면 된다. HCA의 개방형 글로벌 이니셔티브는 방의 크기를 전 세계로 잡고, 방에 초대하는 사람들의 분야를 최대한 다양하게 구성하려는 기획이다.

예를 들어 싱글셀 분석으로 대장암을 연구하는 의사와, 싱글셀 분석으로 알츠하이머 병을 연구하는 의사를 같은 방에 초대한다. 둘은 서로 고민을 털어놓지만 아직 부족하다. 생명과학자가 있으면 좋겠다. 싱글셀 분석으로 유전자 조절을 연구하는 생명과학자가 초대되었다. 이야기를 나누다보니 데이터 처리가 궁금하다. 컴퓨터공학자가 초대되었고, 그가 소프트웨어 전문가를 데려왔다. 기왕 이렇게 된 바에 더 모은다. 물리학자, 수학자, 영상처리 전문가가 방으로 초대되었다. 소문이 퍼져 나가면서 폐암 신약을 개발하는 제약기업 연구자도 왔다. 폐암 신약 개발자에 이어 거의 모든 암의 신약개발 연구자들이 왔다. 방 안에는 이런저런 워킹그룹이 만들어지기 시작하자 워킹그룹 운영에 비용을 후원하는 후원자들도 들어왔다.

이런 방식으로 싱글셀 분석을 해가며 지도를 만들어가기 시작하는데, 데이터가 서양인에 대한 연구들로만 구성되어 있는 것을 알게 되었다. 유색인종에 대한 싱글셀 연구 데이터도 모아야 하니, 아시아 지역의 연구자들을 초대했다. 이들은 온오프라인으로 주기적 또는 상시적으로 만나서 연구에 대한 온갖 수다를 떤다. 그리고 암 유전체학을 연구하던 나도 그 방에 들어갔다.

전 세계 인구에서 아시아 인종이 차지하는 비중은 절반이 넘지만, HCA 프로젝트에서 아시아 인종의 데이터는 전체의 3% 정도다. 나는 한국 사람들의 암과 관련된 면역 데이터를 싱글셀 분석으로 연구해 HCA에 공유한다. 이 연구는 매우 재미있다. 위암은 한국에서는 발병률이 높은 암이지만 서양인에게서는 그렇지 않다. 따라서 서양인 위암 환자 입장에서는 위암 데이터가 부족한 의료 환경에서 치료를 받게 된다. 그런데 내가 한국에서 싱글셀로 암을 분석한 데이터를 공유하면 자연스럽게 위암 관련 데이터가 서양인 위암 환자 치료에도 도움을 줄 수 있다. 이는 반대의 경우도 마찬가지다. 개인 연구자가 암 조직 이외에 정상 조직을 동시에 구해서 연구하기 어렵지만, HCA에서 데이터를 공유하면 건강한 정상인의 싱글셀 분석으로 연구한 정상 조직의 싱글셀 데이터를 많이 접할 수 있다.

이제 조금씩 암을 읽을 수 있다

HCA에서는 단일 세포 유전체 분석기술과 인공지능 기술로 개별 단일 세포에서 2만여 개 유전자 가운데 어떤 유전자가 활성화되어 있는지 밝히며, 이런 방식으로 각 세포 유형에 각각 아이디(ID)를 부여했다.

지금까지 세포 구분은 현미경으로 했다. 면역세포라면 겉으로 보이는 모양에 따라 T세포, B세포 등으로 구분했다. 암 조직 검사에서도 기본은, 의심스러운 조직을 얇게 저며 슬라이드에 올리고, 병리학자가 세포의 모양을 현미경으로 보면서 암세포를 확인하는 것이었다. 즉 눈에 보이는 세포까지만 구분할 수 있었다. 다음 단계로 암 유전체 검사를 한다면 암 조직에 있는 세포들에서 유전자 정보를 읽는다. 이렇게 하면 어떤 세포가 있는지 확인할 수 있고, 세포에 어떤 변이가 있는지 확인할 수 있는데, 암으로 특정할 수 있는 변이도 확인할 수 있다.

그런데 싱글셀 분석은 다른 차원으로 넘어간다. 개별 세포 유전자를 검사해 개별 세포의 상태까지 확인할 수 있다. 예를 들어 암 조직을 싱글셀 단위로 분석하면 '3,854번 암세포는 A변이를 가지고 있고, 3,855번 암세포는 B변이를 갖고 있는데, 3,856번 암세포는 A변이와

B변이를 함께 갖고 있다. 검사를 진행한 시료에 A변이를 가진 암세포는 2,000개이고, B변이를 가진 암세포는 500개이며, A변이와 B변이를 함께 가진 암세포는 450개다.' 정도의 분석 데이터를 얻을 수 있다. 덕분에 A변이가 먼저 생기고 이어서 나중에 일부 세포에서 B변이가 발생했다는 것을 알 수 있다. 이는 암세포뿐만이 아니다. 암 조직에 있는 면역세포에 대한 이 정도로 상세한 상태 정보를 얻을 수 있다.

내가 하는 암 조직 싱글셀 분석에서 살펴보는 개별 세포의 종류는 암세포와 면역세포 등 약 10종류 개별 세포의 숫자는 10,000개 정도다. 이를 바탕으로 해당 환자가 가진 암의 상태에 대한 통계 지도를 그린다. 즉 개별 세포의 상태를 알 수 있고, 그에 따라 아이디를 붙일 수 있다.

인간 지놈 프로젝트로 사람에게는 20,000여 개의 유전자가 있다는 것을 알게 되었는데, 이는 생명 현상의 원리를 밝히고 이해하는 데 중요한 진전이었다. 그러나 현실적인 문제를 풀려면 활용에 대한 고민을 시작해야 했다. 인간 지놈 프로젝트로 정상 유전자에 대해 알았으니, 암을 일으키고 재발과 전이를 일으키는 유전자 변이를 찾고 이를 해결할 방법을 찾아야 했다. 연구자들은 연구 과정을 하나의 컨텍스트로 구성했다. 단순히 암과 관련된 유전체 데이터를 모으는 것이 아니라, 데이터를 정의하고 분류하고 읽고 판단하는 법까지 연구 대상이었다. TCGA는 외국어 사전을 놓고 문법을 배우면서 문장을 읽기 시작한 것과 같았다. 암 유전체의 문법을 밝히고 치료법이라는 문장 쓰기를 가능하게 만드는 것이 목표였다. 결과적으로 TCGA라는 정리된 문법 체계 안에서 암 유전체 연구가 진행되고 신약개발 프로세스가 진행될 수 있었다.

HCA라는 싱글셀 분석 프로젝트는 단순한 문장 읽기 단계를 지나, 글을 읽으면서 그 뜻을 파악해가는 단계다. 싱글셀 분석은 암이라는 환경이 어떤 구조로 이루어져 있는지를 구체적으로 파악하는 것이 목표다. 연구의 단위를 생명 활동의 기본 단위인 세포 수준으로 맞추고, 개별 세포에 대한 정보를 바탕으로 조직 환경을 입체적으로 재구성한다. 암 조직은 정상 조직보다 복잡하다. 따라서 싱글셀 분석은 암 조직 연구에서 더욱 빛을 발한다. 암을 읽고 그 뜻을 파악하면, 치료라는 답을 구하는 데 좀더 가까워질 수 있을 것이다.

싱글셀과 항암제

암의 특성 가운데 이질성(heterogeneity)이 있다. 암 유전자 또는 암 억제 유전자에 변이가 일어난 암세포는 처음 변이를 일으킨 상태로 계속 분화하지 않는다. 암세포는 또 다른 변이를 일으키는데, 정상 세포가 변이를 일으키는 것보다 더 높은 수준으로 변이를 일으킨다.

우리가 보게 되는 암세포는 무수히 많은 공격을 뚫고 살아남은 세포들이다. 암세포는 DNA 염기서열에 변이가 생기는 것에서 시작한다고 했다. 그런데 우리 몸은 DNA 염기서열에 이상이 있는 세포를 스스로 없애는 메커니즘이 있다. 그 메커니즘을 피해 살아남은 암세포는 다시 면역세포의 강력한 공격을 받는다. 면역세포의 공격을 피해 살아남은 암세포는 충분한 영양분과 산소를 얻지 못해 또 죽는다. 마지막으로 환자가 항암치료를 받는다면, 독한 약의 공격도 받는다. 이 모든 공격에서 살아남은 암세포는, 이 모든 공격을 피할 수 있는 정도까지 변이를 거쳤을 것이다. 암 스스로 진화를 거듭하는 셈이며, 이를 튜머 이볼루션(tumor evolution)이라고 부른다. 이렇게 암이 진화를 거듭할수록 치료는 어려워진다. 이것이 암의 이질성 문제다.

만약 암세포가 처음 변이를 일으킨 모양대로만 복제되어 간다면, 해당 변이를 타깃하는 특정한 치료제를 투여했을 때 (이론적으로) 모든 암세포가 영향을 받을 것이다. 그런데 암세포가 스스로 큰 폭으로 빠르게 변이를 일으키다 보니 특정한 변이를 타깃하는 치료제를 투여해도, (실제로) 영향을 받지 않는 암세포가 생긴다. 또한 어떤 변이는 암세포의 증식 속도를 가속화하고, 어떤 변이는 전이를 더 잘 일으킨다. 이런 변이들이 쌓이면 치료 효과는 줄어들고, 결국 치료에 실패할 것이다.

만약 암을 세포 단위로 분석할 수 있다면, 해당 변이에 맞는 가장 최적화된 치료제를 처방할 수 있을 것이다. 증식 속도를 가속화하는 변이가 많은 환자에게 해당 변이를 타깃하는 치료제를 개발해 처방하고, 전이가 쉽게 되는 변이가 많은 환자에게 해당 변이를 타깃하는 치료제를 개발해 처방하면, 환자는 좀더 오래 살 수 있을 것이다. 결국 암 유전체학이 싱글셀 수준으로 연구의 방향을 잡는 것은, 암 치료의 전략과 전술을 고도화하기 위함이다.

전략과 전술이 고도화된다는 것은, 전장에 투입할 무기의 종류가 늘었고 각각의 장단점이 뚜렷해졌다는 뜻이기도 하다. 화학항암제, 표적항암제 다음으로 나타난 면역항암제는 전략과 전술이 고도화되었을 때 최고의 기량을 발휘할 수 있는 무기다.

면역은 몸 밖에서 들어온 세균이나 바이러스, 몸 안에서 생긴 암 등을 골라서 없애는 시스템이다. 면역 시스템에 대한 지식이 늘어나면서 면역과 암 사이의 관계도 밝혀가고 있다. 이는 치료제와 치료법 개발로 이어진다. 면역세포치료제, 면역관문억제제 등 면역항암제는 말기암 환자를 치료해내기도 하는 등 놀라운 효과를 보여주지만, 전혀 효과가 없거나 강력한 부작용으로 환자가 사망하는 경우도 발생한다. 암을 치료할 수 있는 강력한 무기지만 아직 정교하게 다룰 수 있는 기술이 부족하고, 어디에 어떻게 써야 할지 작전을 잘 짜고 있지도 못하다. 암 유전체학에서 싱글셀 연구는 면역항암제에서도 전략과 전술을 제공하고, 작전을 담당하려고 한다.

인체 세포의 무게는 3~4ng 정도다.[18] 보통 직경 5mm 정도의 암 조직의 무게는 300mg 정도인데, 1,000만 개 이상의 세포로 구성이 되어 있다. 환자마다 다르지만 암 조직은 수십 가지의 서로 다른 종류 세포들로 구성되어 있다. 이 가운데 절반 정도는 면역세포다. 즉 빠르게 여러 종류로 변이를 일으킨 암세포들과, 원래는 암세포를 없앴어야 했지만 제 기능을 하지 못하고 있는 면역세포들이 뒤엉켜 있다.

이때 면역항암제는 면역 기능이 제 역할을 할 수 있게 도와야 한다. 그런데 정확하게 암 조직을 구성하고 있는 여러 세포들 사이에서 어떤 일이 벌어지고 있는지 알 수 없었다. 면역세포가 암세포를 인식하지 못하고 있는 상황인지, 암세포가 면역세포를 속이고 있는 상황인지, 면역세포의 힘이 너무 약해져 있는 상황인지, 암세포의 힘이 너무 세져 있는 상황인지 정확하게 모르는 것이다. 역시나 세포 단위로 암 환경을 살펴볼 수 없었고, 대표적이고 평균적으로 나타나는 몇 가지 지표로만 암 환경을 파악할 수 있었다. 정확하지 않은 정보값을 바탕으로 강력한 무기를 사용했으니, 어떤 경우에는 완치에 가깝게 상태가 나아졌지만 어떤 경우에는 부작용으로 환자가 사망했다.

그런데 암 조직을 싱글셀 수준에서 연구하면 어떻게 될까? 암 조직 안에서 여러 세포들끼리 어떤 일을 어떻게 벌이고 있는지 확인할 수 있게 되고, 면역항암제를 정확한 포인트에 맞춰 처방할 수 있을 것이다. 치료 효과는 좋아지고, 부작용은 줄어들 것이다.

암의 특징이 이질성이고 암이 복잡한 환경이라면, 암의 특정 부분의 조직을 이루고 있는 세포를 분석했을 때 암 전체를 대표할 수 있을까? 암을 100% 정확하게 이해하려면 암 조직 전체를 분석하는 것이 맞다. 그러나 데이터를 충분하게 쌓으면 암 조직에서 벌어지는 일에 대한 일정한 패턴을 찾아낼 수 있을 것이다. 암 조직을 싱글셀로 연구하고, 치료법과 치료제에 따른 치료 효과 데이터를 함께 분석하는데, 데이터의 양을 몇십만 사례 분량으로 모을 수 있다면 불가능한 일이 아니다.

면역 시스템이 암의 이질성과 복잡성을 따라가는 것은 아니라는 점도 희망을 준다. 어떤 면역항암제를 언제 얼마나 어떻게 쓸 것인지에 대한 판단을 내리는 데는 면역세포를 살펴보는 것이 중요하다. 암 조직 안에서 현재 면역세포가 어떤 상황에 놓여 있는지 알기 위해 싱글셀 연구 데이터는 의미가 있다.

어떻게

싱글셀 연구는, 연구의 단위가 세포 1개까지 촘촘해진

다는 뜻이다. 암을 연구하는 연구실로 가보자. 암 조직을 파라핀에 고정하고 얇게 잘라서 슬라이드 위에 올린다. 다음으로 세포의 특성을 구분할 수 있는 염색을 한다. 그리고 현미경으로 관찰하면 암세포와 정상 세포를 구분할 수 있다. 형태학적 분석이다. 동시에 암 조직 전체를 갈아서 DNA와 RNA, 또는 단백질을 분리하고 NGS를 비롯해서 면역분석이나 PCR 등과 같은 방법으로 분자생물학적 분석을 한다.

싱글셀 분석은 다르다. 생물의 기본 단위는 세포다. 즉 생물체를 이해하는 기초는 세포에서 시작해야 한다. 그런데 세포는 너무 작다. 심지어 유전체 분석이라는 영역으로 오면 세포의 작은 크기는 더욱 곤란한 상황을 만든다. 세포 1개에 들어 있는 DNA의 양은 10^{-11}g 정도다. 첨단 NGS 기술을 이용해 유전체 정보를 분석하려면 적어도 10^{-7}g 정도는 되어야 한다. 즉 세포 1개에 들어 있는 DNA 2가닥을 10,000배까지 증폭해야 한다. 물론 DNA를 인위적으로 10,000배로 증폭하면 오류가 생길 수밖에 없다. 따라서 세포 딱 1개에 있는 DNA를 증폭해서 싱글셀 분석을 할 수는 없었다.

그런데 모든 세포에 들어 있는 DNA는 1개의 DNA가 복제에 복제를 거듭한 결과물이다. 현재 어떤 역할을 하는 세포가 되었는지에 따라 활성화되는 유전자가 다를 뿐이다. 이는 암세포도 마찬가지다. 암세포 또한 정상 세포에서 시작된 것이므로 대부분의 암세포 속 유전자는 정상 세포 유전자와 거의 같다. 암을 일으키게 된 유전자 변이가 있는 몇 군데가 다를 뿐이다. 싱글셀 분석은 여기서 아이디어를 얻었다.

암을 연구하는 연구실로 가보자. 암 환자에게서 암 조직을 떼어낸다. 크기는 직경 5mm 정도, 무게는 300mg 정도 되는 검체 조직에는 세포 수천만 개가 있다. 분석용 암 조직을 시험관에 넣고, 디스페이즈(dispase)와 같은 단백질 분해 효소를 처리한다. 단백질 분해 효소는 세포 사이를 연결하고 있는 기질 단백질을 분해하는 성질이 있어, 서로 붙어 있는 세포를 낱개로 떼어놓을 수 있다. 세포가 하나씩 분리되는 것이다. 암 조직을 세포 단위로 분류하면, 암의 종류에 따라 다르지만 암세포, 림프구세포, 대식세포, 섬유아세포, 혈관내피세포 등으로 나누어진다. 이 상태는 아직 세포 부유물 상태다.

암 조직을 해체했으니 세포를 하나씩 골라내야 한다. 싱글셀, 즉 세포 1개의 DNA를 분석해야 하니 분석할 1개의 세포를 골라내야 한다. 우선 100마이크로미터 정도 굵기의 관으로 기름을 흘려보낸다. 여기에 일정한 속도로 물을 함께 흘려보내면, 물과 기름이 서로 섞이지 않는 성질 때문에 세포 하나가 들어갈 정도 크기의 물방울이 만들어진다. 물에 세포를 일정한 농도로 섞어서 흘려주면 1개의 물방울 안으로 1개의 세포가 들어가게 된다.

동시에 RNA를 잡을 수 있는 화학물질을 처리한 수십 마이크로미터의 마이크로 비드가 포함된 물을 같이 흘려준다. 물방울 안에 마이크로 비드와 세포가 하나씩 들어가도록 마이크로 비드와 세포의 농도를 적절하게 정한다. 물방울 안에 들어간 세포는 삼투압 때문에 터진다. 이때 세포 안에 있는 RNA가 마이크로 비드에 붙는다.

　RNA에 붙은 마이크로 비드는 이름표의 역할을 한다. 같은 마이크로 비드라면 같은 세포에서 나온 RNA이기 때문이다. 이제 모든 물방울에 있는 각각의 세포에 표지한 다음, 다시 모아서 한 번에 증폭 작업을 한다. 증폭 작업을 하고 나면 각 RNA는 수십 배로 늘어나 분석하기 쉬워진다. 이미 표지를 했기 때문에 각 세포별로 다시 묶어 해당 세포의 RNA를 확인하게 된다. 1번 표지를 붙인 세포는 암세포였는데 어떤 변이가 있고, 2번 표지를 붙인 세포도 암세포인데 1번 표지가 붙은 암세포와는 어떤 차이가 있는지 확인할 수 있다.

　스프레드시트를 소팅(sorting)하듯, 이 정보를 다시 배열하면 어떤 변이가 많고 어떤 변이가 적은지, 어떤 변이가 주요한 변이로 바뀌어가고 있는지 확인할 수 있다. 이제 암에 대한 좀더 정확한 정보를 얻을 수 있는 것이다. 정보가 많으면 정확하고 효과적인 전략과 전술을 짤 수 있다. 왜 치료제가 잘 듣지 않았는지, 그 치료법이 왜 문제가 있었는지 알 수 있고, 더 효과적인 치료제와 치료법을 찾을 수 있다.

3번 표지가 된 세포는 면역세포다. T세포로 암세포를 죽일 수 있는 능력을 갖고 있다. 그런데 3번 표지가 붙은 T세포의 DNA를 보니 PD-1이라는 단백질을 발현하지 않는 세포라는 것을 알게 되었다. 특히 대부분의 T세포가 3번 세포와 비슷하다는 것을 알게 된다면, 펨브롤리주맙(pembrolizumab)처럼 T세포 표면에 발현하는 PD-1을 타깃하는 면역항암제에 치료반응이 높지 않다. 즉 면역항암제가 PD-1을 발현하는 T세포를 활성화할 수 있는데, PD-1을 발현하는 T세포가 없으니 이러한 종류의 면역항암제는 환자에게 효과가 없을 것이다. 고가의 면역항암제에 대한 효과가 없을 것이 예상되니 비싼 약을 쓰지 말고 다른 치료제를 찾는 것이 더 낫다고 판단할 수 있다. 물론 반대로 PD-1을 발현하는 T세포가 많고, 특히 공간적으로도 암 조직 내에서 암세포와 가까이 있다면 면역항암제의 효과가 높을 것이라 예상할 수 있다.

암 조직을 CT 수준으로 들여다보기

연구자들은 싱글셀 분석으로 세포를 유형과 기능에 따라 구분할 수 있게 되었다. 지금은 세포들이 조직 안에서 어떻게 분포하는지 위치를 분석하는 방법까지 기술을 발전시켰다. 어떤 세포 옆에 어떤 세포가 있는지, 즉 어떤 종류의 암세포 옆에 어떤 종류의 면역세포가 있고 그 숫자는 어느 정도 되는지를 확인하는 기술이다. 세포들의 위치를 알아낼 수 있으면 암 치료는 좀더 효과적으로 이루어질 수 있을 것이다.

A라는 변이를 일으킨 암세포는 숫자가 적고, B라는 변이를 일으킨 암세포는 숫자가 많다. B변이를 타깃할 수 있는 항암제를 주로 처방할 것이다. 그런데 어떤 경우에는 암이 치료되고 어떤 경우에는 암이 치료되지 않는다. 이럴 때 개별 세포의 위치를 그려낼 수 있는 싱글셀 분석을 하면 원인을 찾을 수도 있다.

A라는 변이를 일으킨 암세포는 숫자가 많았는데 그 옆에 T세포가 많았다. 한편 암 조직에는 B라는 변이

를 일으킨 암세포도 있었다. 그 숫자가 많지 않았고, 우연하게도 B변이를 일으킨 암세포 옆에는 T세포가 없었다. 기존 방법으로 검사를 했더니 B변이를 일으킨 암세포는 그 숫자가 너무 적어 검사 결과에 나오지 않았다. 물론 A변이는 검사 결과로 확인할 수 있었으며, 면역관문에 막혀 T세포가 활성화되지 않았다는 것도 알게 되었다. T세포를 활성화시키는 면역항암제를 처방했고, A변이 옆에 있던 T세포가 활성화되어 A변이를 일으킨 암세포를 거의 다 없앴다. 그런데 B변이를 일으킨 암세포 옆에는 T세포가 없었기에 그대로 살아남았다. B변이 암세포는 분열에 분열을 거듭해 다시 암 조직이 되었다. 암이 재발한 것이다.

즉 암 조직 안에서 세포별 위치를 알아낼 수 있을 정도가 되면, 그에 따라 맞춤형으로 치료할 수 있다. 기본적으로 A변이 암세포를 없애기 위한 면역항암제를 처방한다. 여기에 B변이를 타깃할 수 있는 표적항암제를 함께 투여하는 것이다.

지금은 외과적 수술이나 방사선 치료 → 화학항암

제 → 표적항암제 → 면역항암제라는 치료의 순서를 따른다. 이는 암 조직을 싱글셀 수준으로 분석할 수 없었고, 효과적인 치료법과 치료제를 배합할 수 없었기 때문이었다. 따라서 암 조직을 싱글셀 수준으로 분석하고, 각 세포별 위치까지 그려낼 수 있다면 그에 따라 맞춤형 치료법과 치료제를 배합할 수 있다.

구체적인 검사 방법은 이렇다. 5,000~6,000개의 위치 정보가 있는 프로브가 붙은 가로세로 각각 6mm인 슬라이드를 준비한다. 프로브가 있는 구역의 지름은 약 50μm 정도다. 암 환자에게 떼어낸 암 조직 절편을 슬라이드에 붙인다. 슬라이드 위에 시약을 처리하면 암 조직이 녹으면서 세포 안에 있던 RNA가 빠져나온다. 그리고 이때 RNA가 가까운 곳에 있는 프로브에 붙는다. 이때 각 RNA는 역전사효소를 이용해 cDNA(complementary DNA: RNA를 주형으로 두 가닥의 DNA로 변환시킨 것) 형태로 만들어지는데, 프로브가 위치했던 X좌표와 Y좌표가 입력되는 셈이다.

슬라이드에서 만들어진 cDNA를 모은 다음 염기서

열 시퀀싱 분석을 하면 각 cDNA에 대한 XY좌표값까지 매겨진 유전자 발현 지도가 그려진다. 암 환자에게 얻은 암 조직 시료 가운데 일부는 싱글셀 분석을 한다. 싱글셀 분석을 하면 암 조직을 이루고 있는 세포의 종류와 상태를 알 수 있다고 했다. 이제 이 데이터를 2차원의 위치 정보값이 매겨진 데이터에 연동한다. 이렇게 하면 암 조직의 컴퓨터 단층 사진(computed Tomography, CT)을 찍을 수 있게 된다. 이는 단순한 CT가 아니다. 암 조직을 이루고 있는 세포들이 어떤 위치에서 어떤 상태로 서로 어떤 영향을 주고받는지를 알 수 있기 때문이다.

물론 암 환자에게서 떼어낸 암 조직의 한 부분이 암을 둘러싼 환경 전체를 대변한다고 볼 수는 없다. 그러나 이전과 비교하면 훨씬 해상도가 높은 현미경, 그것도 단층 촬영을 할 수 있으며, 디지털화된 정보로 출력되는 현미경으로 암을 들여다볼 수 있는 셈이다.

인간 지놈 프로젝트가 성공할 수 있었던 이유는 생어 시퀀싱이라는 방법을 자동화할 수 있는 장비가 개발되었기 때문이다. 2022년 현재 기준, 한 번에 많은 유전체를 싸고 빠르고 정확하게 분석할 수 있게 된 것도 NGS 장비 덕분이다. 결국 싱글셀 분석도 원하는 수준의 연구를 할 수 있는 장비가 개발되느냐 되지 못하느냐가 중요했다.

2012년부터 싱글셀 연구를 할 수 있는 프로토타입의 장비가 개발되기 시작했다. 대표적인 장비가 플루이다임(Fluidigm)이라는 기업이 개발한 C1이었다. C1은 동시에 최대 100개의 세포를 분리해서 DNA와 RNA를 분석할 수 있었다. 이 장비로 환자 암 조직에 서로 다른 종류의 세포들이 있고, 암세포의 유전적 특성에 따라 암 치료 반응이 다르다는 것을 설명할 수 있었다.[19]

그러나 세포 1개당 분석 비용이 5달러 정도로 높았다. 싱글셀 분석을 하면 세포 5,000개 정도를 봐야 하는데, 여기에 5달러를 곱하면 25,000달러다. 또한 한꺼번에 수십 개 정도의 세포를 분석하는 정도여서, 환자 1명의 싱글셀 분석을 하려면 1년 정도 걸렸다.

2012년, 텐 엑스 지노믹스(10X Genomics)라는 기업이 젬코드(GemCode)라는 장비를 개발하면서 싱글셀 분석은 새로운 국면을 맞이한다. 젬코드를 사용하면 수만 개의 세포를 분리해서 시퀀싱을 할 수 있다. 2022년 현재는 크로미움 엑스(Chromium X)라는, 싱글셀 100만 개를 동시에 분석할 수 있는 장비가 보급되고 있는데, 대규모 싱글셀 분석은 대부분 이 기술을 활용한다. 성능이 계속 업그레이드되어, 개별 세포 100만 개에 담긴 유전체 정보를 한꺼번에 읽을 수 있다.

즐거운 상상

인간 지놈 프로젝트는 아주 어려운 외국어 사전을 만드는 것과 같았다. 단 외국어를 한마디도 못 하는 상태에서 외국어 사전을 만들기 시작했다. 예를 들어 인간 지놈 프로젝트를 시작했을 때는 사람에게 유전자가 몇 개 있는지도 몰랐다. 그럼에도 무슨 뜻인지 모르겠지만 일단 30억 개의 DNA 염기서열을 순서대로 적어놓으면, 어떻게든 다음 단계로 넘어가 사람 유전자의 정체를 알게 될 것이고, 그것으로 생명 활동의 비밀을 캐고, 질병을 고치는 방법까지 찾을 수 있을 것이라는 기대로 시작한 프로젝트였다.

싱글셀을 포함한 암 유전체 연구의 1차 목표는 암에 대한 좀더 정확한 이해다. 지금까지 우리가 알고 있는 암에 대한 이해의 해상도를 높이는 것이다. 궁극적으로 암에 대한 진단과 치료의 효율성도 높여줄 것이다. 암 유전체 연구로 얻은 새로운 지식이 중요한 이유는, 암 치료라는 미션 앞에 놓여 있는 의료진과 환자의 행동을 바꿀 계기가 될 수 있기 때문이다. 사람의 목숨을 구하고 싶지 않은 의료진은 없고, 목숨을 잃고 싶은 환자도 없다. 그러나 어떤 방식으로 암 환자를 구할 것인지, 어떻게 암으로부터 탈출할 것인지에 대한 접근 방식이 모두 같지 않다.

하루에도 논문이 수십 편, 수백 편씩 쏟아진다. 과학과 의학 분야에서 새로운 지식이 쏟아지는 상황에서, 암에 맞서고 있는 모든 이들이 가장 최신의 가장 좋은 치료제와 치료법을 알기 어렵다. 의료진과 환자 모두 매일 긴급하고, 절박한 시간을 보낸다. 따라서 의료진과 환자에게 암 유전체학과 싱글셀에 대한 꼭 필요한 이야기를 꼭 필요한 만큼 전하는 것이 이 책의 목표다. 물론 싱글셀 연구만으로 암을 완전히 치료할 수 없다. 그럼에도 싱글셀 연구는 암 치료를 위해 꽤 중요한 발전을 이뤄낼 수 있다. 변화를 이뤄내려면 참여가 필요하다.

암 유전체 분석, 싱글셀 연구에서 환자는 자기 데이터를 제공하는 방식으로 참여할 수 있다. 만약 암 환자 10,000명의 싱글셀 분석 데이터, 치료와 처방과 임상 데이터가 있다면 의료진은 새로운 치료법에 도전할 용기를 얻을 것이다. 10만 명의 데이터가 있다면 획기적인 변화로 유도할 수 있을 것이다. 100만 명의 데이터가 있다면? 판 자체가 바뀔지 모를 일이다. 사용자가 늘어나면 늘어날수록 정확해지는 데이터 공유형 내비게이션처럼 말이다. 그리고 의료진도 환자도 불안에서 어느 정도 벗어날 수 있을 것이다. 식탐 유전자가 없었지만 비만 환자가 되는 것이 두려워 다이어트를 계속했던 사람에게, 당신에게 식탐 유전자가 없으니 불안해하면서 다이어트를 하지 않아도 된다고 좀더 정확한 정보를 줄 수 있었던 것처럼 말이다.

싱글셀을 연구할 수 있는 기술이 어느 정도 개발되었고, 싱글셀 연구로 얻을 수 있는 암 치료에서의 혜택도 어느 정도 뚜렷해졌다면, 남은 문제는 돈이다. 인간 유전체 지도를 그리는 전 세계적 프로젝트는 미국 정부가 30억 달러를 쓰기로 마음 먹으면서 가능한 일이 되었다. 싱글셀 연구도 누군가 전폭적으로 투자한다면, 빠른 시간 안에 암 치료에 구체적으로 도움이 되는 결과물을 얻을 수 있을 것이다.

그러나 누군가가 한 번에 큰돈을 투자하지 않는다고 해서 실망할 일도 아니다. 인간 유전체 지도 그리기 프로젝트가 진행되면서 유전자를 읽어내는 기술이 발전했다. '기술의 발전'이란 편리하게 쓸 수 있으면서도, 비용이 줄어드는 방향으로 움직일 때를 일컫는 말이다.

2003년 인간 유전체 지도 그리기 프로젝트가 마무리되어가던 시기에 염기서열 시퀀싱 기술을 상용화할 수 있는 가능성이 보였다. 처음으로 상용화된 기술의 비용은 1억 원 정도였다. 1억 원이 있으면 개별 연구팀이 어떤 생물체의 유전체 정보 전체를 읽을 수 있을 정도가 된 것이다. 기술의 발전 속도는 빨랐다. 2022년 현재는 한 사람의 유전체 전체를 읽어내는 데 백만 원이면 충분하다.

비용 절감은 여러 가지를 가능하게 한다. 한국에서는 2017년부터 NGS 기술에 기반한 암 유전체 진단검사가 건강보험 급여로 가능해졌다. 정부에서 공공보험으로 거의 모든 암 환자의 유전체 진단을 가능하게 한 것은 전 세계적으로 가장 앞선 것이다. 미국에서도 공공보험에서는 일부 환자에게만 적용이 가능하고 일본이 2021년부터 시작한 것과 비교하면, 한국은 유전체 정밀의료 분야에서 선도적이다.

현재 싱글셀 분석에 들어가는 비용은 800만 원 정도다. 앞으로 싱글셀 분석 비용도 줄어들 것이다. NGS와 마찬가지로 환자에게 도움이 되는 정보를 줄 수 있기 때문에 조만간 암 환자의 정밀의료를 위한 진단검사법으로 사용될 수 있을 것이다. 지금도 전 세계에서 싱글셀 연구가 진행되고 있고, 싱글셀 연구를 위한 기술 발전도 계속되고 있다.

즐거운 상상은 이렇다. 병원을 찾는다. 검진을 했더니 암 진단이 나왔다. 곧바로 조직 검사가 진행된다. 얻어낸 조직을 싱글셀 분석실로 보낸다. 환자의 암세포가 어떤 변이를 어느 비율로 일으키고 있는지 확인한다. 종양미세환경에 포함되는 면역세포도 싱글셀 분석 대상이다. 싱글셀 분석 결과를 데이터베이스에서 비교한다. 가장 비슷한 상태였던 환자를 찾아내고, 가장 효과적이었던 치료제와 치료법을 적용한다.

2022년 현재를 기준으로 보면 암 진단을 받으면 수술, 방사선, 화학항암제 치료를 받고, 재발과 전이가 일어나면 표적항암제, 면역항암제 등의 순서에 따라 치료를 받는다. 모든 과정을 거치려면 시간이 꽤 많이 걸리는데, 그 사이에 암이 진행되어 환자가 사망하기도 한다. 그러나 싱글셀 분석 데이터로 최적화된 치료제와 치료법을 찾는다면 기존 프로토콜을 따라갈 필요가 없다. 어떤 경우에는 화학항암제만 써도 충분할 것이고, 어떤 경우에는 화학항암제와 면역항함제를 함께 쓰면 효과가 좋을 것이다. 어떤 경우에는 면역항암제를 먼저 쓰는 것이 효과적일 것이다.

상상은 여기서 끝나지 않는다. 암 치료에서 중요한 문제는 치료제에 대한 내성을 해결하는 것이다. 암이 계속 변이를 일으키면 기존 치료제가 듣지 않는다. 그런데 싱글셀 분석은 암의 변이를 추적할 수 있게 해준다. 싱글셀 분석과 임상 데이터를 함께 연동한 데이터가 쌓이면 어떤 내성이 생겨날 것인지 예측하는 프로그램도 만들 수 있을 것이다. 데이터가 많이 쌓일수록 예측은 정확해질 것이다. 내성은 암 스스로 변이를 일으키기 때문이기도 하지만, 면역 시스템이 암의 변이 속도를 따라가지 못해서일 수도 있다. 싱글셀 분석은 면역세포에 대한 추적 연구를 할 수 있게 도울 수 있다. 이 데이터가 쌓인다면 면역항암제 자체를 개선하거나, 새로운 면역항암제를 개발하는 데 도움을 줄 것이다.

에필로그

호기심

나는 새로운 기술을 개발하는 사람이 아니다. 새롭게 개발된 기술을 어디에 쓰면 좋을지 고민하는 연구자다. 이는 어쩌면 내가 의사이기 때문이기도 할 것이다. 새 기술이 나오면 환자를 치료하는 데 적용할 수 있는지 궁리하는 사람들이 의사다.

싱글셀 분석이라는 개념은 여러 과학자들이 제안했고, 뛰어난 공학자들은 싱글셀 분석을 쉽고 빠르고 값싸게 할 수 있는 장비를 만들었다. 나는 이것들을 가지고 그동안 너무 궁금했던 암을 들여다보는 연구를 하지만, 내 연구가 얼마나 의미 있는 성과를 낼 수 있을지에 대해서는 모른다. 자연스러운 일이다. 어떤 성과를 낼 수 있을지 미리 알 수 있다면, 실패하는 연구는 없을 것이다. 따라서 과학자가 되겠다거나 연구를 하고 싶다면 '답을 찾을 수 있을 것이라는 기대를 버린 호기심'을 갖는 것이 좋다. 기대가 있으면 계산하게 되는데, 아마 어떤 계산도 맞아들어가지 않을 것이다.

그러니 궁금한 것이 있다면 기대하거나 계산하지 않고 궁금증을 향해 가보는 것이 좋다. 전 세계에서 수없이 많은 사람들이 함께 호기심을 풀려고 뛰어드는데, 이 수많은 사람들이 무엇을 찾아내고 무엇을 만들어낼지 계산할 수도 예측할 수도 없다. 내가 유전체학에 호기심을 갖고 공부를 시작할 때, 싱글셀 분석 같은 것이 가능해질 것이라고 기대하거나 계산할 수 없었다. 그저 수많은 과학자들과 함께 가면서 매순간 모험할 뿐이다.

나는 최근에 항암 백신을 연구한다. 우리 몸의 면역 시스템은 암을 없애는 메커니즘을 갖고 있다. 그런데 그 메커니즘을 피해 간신히 살아남은 소수의 암세포가 암 조직이 되어 암을 일으킨다. 새로운 암 조직도 우리 몸을 구성하고 있는 정상 세포에서 출발했기에, 면역세포를 자극시킬 수 있는 항원 단백질을 가지고 있을 것이다. 그것이 무엇이며, 어디에 있고, 어떻게 활용할 수 있는지 연구하면, 암세포만 공격하는 면역 시스템을 세팅할 수 있을 것이다. 코로나19 백신을 만들 듯이 말이다.

항암 백신에 대한 아이디어는 내가 제안한 것이 아

니다. 이미 뛰어난 다른 과학자들이 아이디어를 공개했고, 다른 뛰어난 과학자들이 항암 백신을 만들기 위해 도전하고 있다. 누군가는 '다른 사람이 하고 있는 연구를 왜 해?'라고 묻기도 한다. 답하기 어려운 질문이다. 내가 항암 백신을 연구하는 이유는 '아무도 그것을 하지 않고 있기 때문에 선점하려고'가 아니다. '나는 항암 백신이 너무 재미있고 궁금해서 만들고 싶을 뿐'이다. 내가 만들 수 있을 것이라는 기대나 계산이 아니라, 내가 정말 궁금해서 항암 백신을 연구한다.

왜 낯설까

암이 DNA 질병이라지만 환자가 의료 현장에서 DNA를 느끼기는 어렵다. 의사와 길지 않은 상담 시간을 끝내면 수술, 항암제 투여, 방사선 치료 등의 정신없는 과정을 따라가야 한다. 이 과정에서 DNA나 암 유전체 분석에 대한 이야기를 들을 수는 있지만, 특별히 깊게 이야기되는 것은 아니다. 암이 DNA 질병이라고 하는데, 정작 환자에게는 왜 낯설까?

지금까지 이야기 했던 암과 DNA에 대한 지식은, 1980년대 이후가 되어서야 입증할 수 있었다. 전 세계 과학자들이 10년 넘게 매달린 인간 지놈 프로젝트가 2000년대에 들어 마무리되었고, 이 과정에서 개발된 유전체 검사 기술이 현장에서 상용화되기까지 다시 10년 정도 걸렸다. 이제 막 가설이 맞는지 틀린지 확인을 끝냈으며, 이제 막 의료 현장에 의미 있는 도움이 될 수 있도록 적용하는 시뮬레이션을 짜고 있다. 이제 시작하는 단계다.

과학과 의학 사이에 있는 차이 또한 한몫한다. 대표적인 차이는 '다급함'에서 나타난다. 과학과 의학은 호흡이 다르다. 과학은 한 가지를 찾아내어 노벨상을 받기도 하지만, 의학은 모든 것을 확인해야 환자에게 적용할 수 있다. 과학은 지식의 영역이고, 의학은 생명의 영역이기 때문이다. 과학은 이유를 찾아내는 것이 목표다. A는 왜 A'가 되었는지 설명하려고 한다. A가 A'가 된 이유를 찾아내는 것은 중요하다. 그러나 이유를 안다고 해서 당장 쓸모가 생겨나는 것은 아니다. 따라서 과학자들은 열정적으로 이유를 찾지만 다급함에 쫓기지는 않는다.

의학은 눈앞에 있는 환자를 살리는 것이 목표다. 어떤 행위를 하면 환자가 죽고, 어떤 행위를 하면 환자가 산다. 이유를 알지 못해도 환자를 살려내는 것이 먼저다. 따라서 의사들은 지적 호기심에 앞서 다급함에 쫓긴다.

암 앞에서 과학자들은 시작에 주목하고, 의사들은 결과에 주목한다. 의료진은 일단 환자 몸에 있는 암세포를 없애려 최선을 다한다. 암세포가 많을 때보다 적을 때 수술로 잘라내면 환자가 더 오래 살았다는 결과에 주목한다. 따라서 암세포가 더 적을 때, 초기 암 환자를 찾는 데 주목했다. 암을 어떻게 잘라낼 것인지에 주목하고, 어떤 약을 어떻게 투여하면 더 많은 환자가 살아나는지에 주목한다. 암과 관련된 의학은 이렇게 눈앞에 닥친 현상에 대처하기 위해 노력해왔고 성과를 냈다. 꽤 많은 종류의 암은 빨리 찾기만 한다면, 현재 기준 의학적으로 어느 정도 대처할 수 있게 되었다.

그런데 현장의 문제는 이렇게 끝나지 않는다. 모든 암을 빨리 찾을 수 있는 것은 아니며, 모든 암을 빨리 찾는다고 다 치료할 수 있는 것도 아니다. 치료가 되었다고 현장이 마감되는 것도 아니다. 재발과 전이라는 다음 현장이 기다리고 있다. 의학만으로 돌파할 수 있는 현장은 거의 끝나간다. 이제 시작을 찾고 있던 과학이 나설 차례다.

판단과 선택의 기준

과학과 의학은, 지금 이 순간에도 발전하고 있다. 발전은 개념이나 관점이 달라진다는 뜻이다. 나는 1982년에 의과대학에 입학하였는데, 당시 수업 시간에 교수님들은 '암은 완치될 수 없는 병'이라고 했다. 그런데 2022년에 의과대학에서는 '암은 치료가 가능한 병'이라고 가르친다. 완치될 수 없는 병은 환자가 결국 암으로 사망하게 된다는 뜻이지만, 치료가 가능한 병은 관리할 수 있다는 뜻이다. '사망'에 초점을 맞추면 과학과 의학은 환자가 사망하는 날을 얼마나 늦출 수 있느냐에 관심을 둘 것이다. '관리할 수 있는 질병'이라면 과학과 의학은 관리할 수 있는 상태가 환자에게는 어떤 상태를 의미하며, 의료진은 환자를 어떻게 관리해야 하는지에 관심을 가질 것이다.

과학과 의학이 지금 이 순간에도 발전하고 있다는 뜻은, 과학자와 의사가 대중과 환자 앞에서 난감한 상황을 맞이하게 될 것이라는 뜻이기도 하다. 발전하고 있다는 말에는 아직 모르는 부분이 있다는 뜻이 담겨 있다. 암을 고칠 수 있다는 것인지 못 고친다는 것인지, 대중과 환자에게 확실히 말하기 어렵다.

2021년 기준, 위암을 제치고 폐암이 한국에서 1위 암이 되었다. 이제 주변에서 폐암 환자를 보는 것이 드문 일이 아니게 되었다. 폐암 말기 환자가 병원을 찾았고, 의료진은 환자 본인 부담이 80만 원 가까이 되는 암 유전자 검사를 권유한다. 폐암 환자 또한 자기 주변에서 다른 폐암 환자를 보았을 것이고, 폐암의 사망률이 높다는 것도 알고 있다. 게다가 말기다. 환자는 의료진의 권유에 웬만하면 따를 것이다.

폐암 환자를 대상으로 하는 유전자 검사 목록에는 EGFR, KRAS, ALK, RET, ROS1 등이 있다. 유전자 검사는 수술이나 항암제 치료 방법 이외에 이 환자에서 가장 효율적인 표적항암제를 고르기 위해서 시행한다. 해당 유전자에 돌연변이가 있다면 특정 표적항암제로 치료가 가능하다. 최근에는 면역화학검사로 PD-1의 발현을 분석해서 면역항암제 처방을 할 수 있다.

2주일 후 유전체 검사 결과가 나왔고 병원을 찾은 환자는 당황스러운 표정을 짓고 있다. 의료진은 유전자 검사에서 아무것도 나오지 않았다고 전했다. 폐암 말기인데 아무것도 나오지 않았다니 무슨 말이냐고 물어오는 상황에서 의료진은 난감하다. 간절한 처지에 놓인 환자가 적지 않은 비용을 지불하고 받은 첨단 검사다. 그럼에도 의료진은 '아무것도 나오지 않을 수도 있다'고 설명해야 한다. 완성되지 않은 과학과 의학이 현장에서 늘 만나는 일이다.

그럼에도 '암 유전체 검사를 하면 치료의 가능성을 높일 수 있다'는 것이 나의 가설이다. 이 가설은 어느 정도 입증되었다. 99명에게 듣지 않는 암 치료제가 1명에게는 효과를 볼 수 있는데, 이 1명을 찾아내는 방법 가운데 암 유전체 검사가 있다. 2022년 현재를 기준으로 보면 암 유전체 검사를 하면 40% 정도는 의미 있는 결과가 나오는 것을 기대할 수 있다. 그리고 이 40% 가운데 정말 치료가 안 되던 환자의 절반 정도에게 효과가 있는 치료제를 찾아줄 수 있다. 치료제를 찾은 모든 환자가 살아나는 것은 아니지만, 생존 기간을 늘려줄 수 있다.

곧 다가올 미래

물론 여전히 환자는 난감하고 황당스럽다. 수술을 받고, 항암 치료까지 끝낸 폐암 환자다. 정기검진 결과를 보고

외래 의사가 이야기를 해준다. '80%는 재발 가능성이 있습니다.' 환자는 당황스럽다. 그러니까 내가 80%에 속해서 재발이 된다는 뜻인가 아니면 20%에 속해서 재발하지 않은 것이라는 말인가?

'재발할 것인가 재발하지 않을 것인가'라는 판단은, 치료가 잘 될 것인가 치료가 잘 되지 않을 것인가에 대한 판단이다. 수많은 환자들의 재발했던 그리고 재발하지 않았던 경우를 세어 통계를 내어봤더니 80과 20이라는 숫자가 나왔다. 그리고 지금까지의 대책은 재발이 일어날 확률이 높으니 다른 환자들보다 더 자주 검진을 받으면서 상태를 지켜보는 것이었다. 통계는 의료진이 내리는 선택에 합리성을 더해주는 근거지만, 환자 입장에서는 그저 난감할 뿐이다.

그런데 암 유전체 검사는 환자의 난감함을 덜어줄 수 있는 가능성을 제시한다. 같은 치료를 받았는데 어떤 사람은 결과가 좋고 어떤 사람은 결과가 나쁘다면, 결국 두 사람의 차이가 무엇인지를 확인하는 것이 논리적이다. 암은 DNA 질병이니 치료 결과가 좋은 사람과, 치료 결과가 나쁜 사람의 DNA의 차이를 봐야 할 것이다.

여러 종류의 암 유전체를 분석하면 그동안 난감했던 질문들에 대해 답할 수 있을 것이라 기대하게 된다. 화학항암제 치료가 잘 듣는 암 유전체, 표적항암제 치료가 잘 듣는 암 유전체, 면역항암제 치료가 잘 듣는 암 유전체의 차이를 확인할 수 있기 때문이다.

이렇게 되면 암 유전체 연구는 환자가 처한 난감함을 풀기 위한 도구의 수준을 넘어선다. 암 유전체, 환자에게 처방했던 치료제, 여기에 치료 결과와 예후를 함께 분석한다. 그리고 이와 같은 데이터의 양이 늘어나면 늘어날수록 좀더 정확한 패턴을 찾아낼 수 있을 것이다. 암 유전체가 어떤 변이를 갖는지에 따라 가장 치료 효과가 좋은 치료제를 골라낼 수 있을 것이다. 결과적으로는 80에 속하냐 20에 속하냐는 질문에 답을 줄 수 있는 날이 올 것이다.

암 유전체학 분석과 싱글셀 연구 등에서는 아마 AI 명의가 나올 것이다. 제대로 된 AI라면 AI가 내리는 판단과 사람이 내리는 판단을 구별할 수 없거나, 사람이 내리는 판단보다 뛰어나야 한다. 따라서 AI에서 중요한 것은 '누가 내리는 판단과 구별할 수 없어야 하는가?'다. 이제 막 바둑을 배운 사람과 비기거나, 바둑을 띄엄띄엄 두는 사람에게 이길 수 있는 AI를 만들 필요는 없다. 바둑 AI를 만든다면 전 세계에서 바둑을 가장 잘 두는 사람과 비기거나, 그를 이길 수 있는 AI를 만들어야 의미가 있다.

이는 의료 분야에서도 같다. 의료 분야 AI가 평범한 의사와 같은 판단을 내리거나 약간 더 나은 수준으로 판단한다면 큰 의미가 없을 것이다. 흔히 말하는 '명의'와 비슷한 수준으로 판단을 내리거나, 명의보다 나은 판단을 내릴 수 있어야 한다. 이는 암 유전체 분석 분야에서 AI 도입이 늦어지는 이유를 설명해준다.

암 유전체학 분석 분야는 여전히 데이터의 양이 부족하니, 명의가 나오기 어렵다. 명의가 없으니 명의를 따라하는 AI도 쉽지 않다. 한국에서 매년 암 환자가 20만 명 정도씩 새로 늘어난다고 하면, 이 가운데 암 유전체학 검사를 받는 사례는 2만 명 정도다. 2022년 현재 기준으로 암 유전체학 검사가 환자 본인에게 줄 수 있는 혜택이 확실하지 않은 반면, 적지 않은 비용을 개인이 지불해야 하는 상황이라는 점에서 보면 2만 명이 많은 숫자일 수도 있다. 그러나 이 정도 데이터로는 부족하며, 적어도 연구자들이 공유할 수 있는 100만 사례 정도는 있어야 한다. 나는 1,000~3,000 사례 정도를 가지고 연구를 진행하고 있으니 100만이라는 숫자는 듣는 것만으로도 가슴이 떨리지만, 제도적·구조적으로 쉽지 않은 숫자다.

1명의 암 환자에게 암 유전체와 관련된 모든 정보, 즉 DNA와 RNA, 싱글셀 데이터 등 모든 정보를 얻으려면 2,000만 원 정도의 비용이 들어간다. 만약 폐암 한 종류와 관련해서 10만 사례의 데이터를 모은다면 2조 원 정도의 비용을 계산해볼 수 있다. 쉽지 않은 돈이다.

그러나 희망은 있다. 암 유전체학 분야에서는 아마도 AI 명의가 먼저 나올 것이다. '충분한 데이터를 얻을 수 있다면'이라는 조건을 채울 수만 있다면, 아마도 AI가 먼저 나올 것이며 이는 환자와 의료진, 건강보험과

국가재정, 신약개발 연구자 등에게 모두 혜택을 줄 것이다.

주석

1 Duffy DL, Montgomery GW, Chen W, Zhao ZZ, Le L, James MR, Hayward NK, Martin NG, Sturm RA. A three-single-nucleotide polymorphism haplotype in intron 1 of OCA2 explains most human eye-color variation. Am J Hum Genet. 2007 Feb;80(2):241-52. doi: 10.1086/510885. Epub 2006 Dec 20. PMID: 17236130 Free PMC article

2 Acuna-Hidalgo R, Veltman JA, Hoischen A. New insights into the generation and role of de novo mutations in health and disease. Genome Biol. 2016 Nov 28;17(1):241. doi: 10.1186/s13059-016-1110-1. PMID: 27894357

3 Hu C, Hart SN, Gnanaolivu R, Huang H, Lee KY, Na J, Gao C, Lilyquist J, Yadav S, Boddicker NJ, Samara R, Klebba J, Ambrosone CB, Anton-Culver H, Auer P, Bandera EV, Bernstein L, Bertrand KA, Burnside ES, Carter BD, Eliassen H, Gapstur SM, Gaudet M, Haiman C, Hodge JM, Hunter DJ, Jacobs EJ, John EM, Kooperberg C, Kurian AW, Le Marchand L, Lindstroem S, Lindstrom T, Ma H, Neuhausen S, Newcomb PA, O'Brien KM, Olson JE, Ong IM, Pal T, Palmer JR, Patel AV, Reid S, Rosenberg L, Sandler DP, Scott C, Tamimi R, Taylor JA, Trentham-Dietz A, Vachon CM, Weinberg C, Yao S, Ziogas A, Weitzel JN, Goldgar DE, Domchek SM, Nathanson KL, Kraft P, Polley EC, Couch FJ. A Population-Based Study of Genes Previously Implicated in Breast Cancer. N Engl J Med. 2021 Feb 4;384(5):440-451. doi: 10.1056/NEJMoa2005936. Epub 2021 Jan 20. PMID: 33471974

4   Findlay GM, Daza RM, Martin B, Zhang MD, Leith AP, Gasperini M, Janizek JD, Huang X, Starita LM, Shendure J. Accurate classification of BRCA1 variants with saturation genome editing. Nature. 2018 Oct;562(7726):217-222. doi: 10.1038/s41586-018-0461-z. Epub 2018 Sep 12. PMID: 30209399

5   Steven A. Schroeder. We Can Do Better — Improving the Health of the American People. N Engl J Med 2007; 357:1221-1228 DOI: 10.1056/NEJMsa073350

6   Tomasetti C, Vogelstein B. Cancer etiology. Variation in cancer risk among tissues can be explained by the number of stem cell divisions. Science. 2015 Jan 2;347(6217):78-81. doi: 10.1126/science.1260825. PMID: 25554788

7   Holohan C, Van Schaeybroeck S, Longley DB, Johnston PG. Cancer drug resistance: an evolving paradigm. Nat Rev Cancer. 2013 Oct;13(10):714-26. doi: 10.1038/nrc3599. PMID: 24060863 Review

8   Sondka Z, Bamford S, Cole CG, Ward SA, Dunham I, Forbes SA. The COSMIC Cancer Gene Census: describing genetic dysfunction across all human cancers. Nat Rev Cancer. 2018 Nov;18(11):696-705. doi: 10.1038/s41568-018-0060-1. PMID: 30293088

9   Bedard PL, Hyman DM, Davids MS, Siu LL. Small molecules, big impact: 20 years of targeted therapy in oncology. Lancet. 2020 Mar 28;395(10229):1078-1088. doi: 10.1016/S0140-6736(20)30164-1. PMID: 32222192

10 Loos RJ, Yeo GS. The bigger picture of FTO: the first GWAS-identified obesity gene. Nat Rev Endocrinol. 2014 Jan;10(1):51-61. doi: 10.1038/nrendo.2013.227. Epub

2013 Nov 19. PMID: 24247219

11 Kim YJ, Lee HS, Kim YK, Park S, Kim JM, Yun JH, Yu HY, Kim BJ. Association of Metabolites with Obesity and Type 2 Diabetes Based on FTO Genotype. PLoS One. 2016 Jun 1;11(6):e0156612. doi: 10.1371/journal.pone.0156612. eCollection 2016. PMID: 27249024

12 Hales CN, Barker DJ. The thrifty phenotype hypothesis. Br Med Bull. 2001;60:5-20. doi: 10.1093/bmb/60.1.5. PMID: 11809615

13 Matthews HK, Bertoli C, de Bruin RAM. Cell cycle control in cancer. Nat Rev Mol Cell Biol. 2022 Jan;23(1):74-88. doi: 10.1038/s41580-021-00404-3. Epub 2021 Sep 10. PMID: 34508254

14 Park S, Mali NM, Kim R, Choi JW, Lee J, Lim J, Park JM, Park JW, Kim D, Kim T, Yi K, Choi JH, Kwon SG, Hong JH, Youk J, An Y, Kim SY, Oh SA, Kwon Y, Hong D, Kim M, Kim DS, Park JY, Oh JW, Ju YS. Clonal dynamics in early human embryogenesis inferred from somatic mutation. Nature. 2021 Sep;597(7876):393-397. doi: 10.1038/s41586-021-03786-8. Epub 2021 Aug 25. PMID: 34433967

15 Helleday T, Petermann E, Lundin C, Hodgson B, Sharma RA. DNA repair pathways as targets for cancer therapy. Nat Rev Cancer. 2008 Mar;8(3):193-204. doi: 10.1038/nrc2342. PMID: 18256616

16 Knudsen ES, Knudsen KE. Tailoring to RB: tumour suppressor status and therapeutic response. Nat Rev Cancer. 2008 Sep;8(9):714-24. doi: 10.1038/nrc2401. PMID: 19143056

17 NGS 장비에서 생산된 데이터는 추가로 생물정보분석

(bioinformatics) 과정을 거쳐 해석이 가능한 형태로 가공된다.

18　Christopher E. Sims and Nancy L. Allbritton. Analysis of single mammalian cells on-chip, Lab Chip, 2007, 7, 423 - 440, DOI: 10.1039/b615235j PubMed ID17389958

19　Chung W, Eum HH, Lee HO, Lee KM, Lee HB, Kim KT, Ryu HS, Kim S, Lee JE, Park YH, Kan Z, Han W, Park WY. Single-cell RNA-seq enables comprehensive tumour and immune cell profiling in primary breast cancer. Nat Commun. 2017 May 5;8:15081. doi: 10.1038/ncomms15081. PMID: 28474673